特殊时期 特别家教指导
儿童健康防护

全国妇联家庭和儿童工作部　中国家庭教育学会　指导

国家儿童医学中心首都医科大学附属北京儿童医院　主编

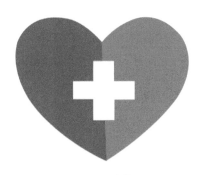

U0198784

中国妇女出版社

图书在版编目（CIP）数据

特殊时期　特别家教指导：儿童健康防护 ／ 国家儿童医学中心首都医科大学附属北京儿童医院主编． -- 北京：中国妇女出版社，2020.3

ISBN 978-7-5127-1850-0

Ⅰ.①特… Ⅱ.①国… Ⅲ.①儿童－保健－基本知识 Ⅳ.①R179

中国版本图书馆CIP数据核字（2020）第040950号

特殊时期　特别家教指导——儿童健康防护

作　　者	国家儿童医学中心首都医科大学附属北京儿童医院　主编
特约策划	余易安
责任编辑	应　莹　万立正
美术编辑	吴晓莉
封面设计	李　甦
责任印制	王卫东
出版发行	中国妇女出版社

地　　址：北京市东城区史家胡同甲24号　　　邮政编码：100010

电　　话：（010）65133160（发行部）　　　65133161（邮购）

网　　址：www.womenbooks.cn

法律顾问：北京市道可特律师事务所

经　　销：各地新华书店

印　　刷：北京虎彩文化传播有限公司

开　　本：140×203　1/32

印　　张：5

字　　数：100千字

版　　次：2020年3月第1版

印　　次：2020年3月第1次

书　　号：ISBN 978-7-5127-1850-0

定　　价：39.80元

编委会

主　编： 王天有　倪　鑫

执行主编： 余易安

编　委（以姓氏笔画排序）

于国霞　马　琳　王　荃　巩纯秀　向　莉

刘　钢　闫　洁　李　莉　吴玉筠　张　杰

张学军　张潍平　赵　地　赵顺英　胡　艳

崔永华　梁爱民

执　笔（以姓氏笔画排序）

医学组：

马　扬　王桂香　王新刚　尤圣杰　田　晶

刘婷婷　杜　辉　李豫川　杨小健　杨文利

何　梦　何　强　余继锋　宋宏程　张志苓

张雪溪　范竟一　黄　静　崔燕辉　樊云崴

传播组：

卢　曦　杨建军　赵博文　胡宇辰　胡肇南

为贯彻落实习近平总书记关于坚决打赢疫情防控人民战争、总体战、阻击战的重要指示精神，进一步落实全国妇联作出的"特殊时期　特别家教"工作安排，适应广大家长儿童对疫情防控期间家庭教育指导服务的新需求和新期待，2020年2月，在全国妇联家庭和儿童工作部指导下，中国家庭教育学会联合中国妇女出版社编制推出了《特殊时期　特别家教指导》读本；随后，又联合国家儿童医学中心北京儿童医院制作推出了《特殊时期　特别家教指导——儿童健康防护》读本，旨在帮助家长把握特殊时期儿童健康生活的要点，掌握特殊时期儿童正确就医和健康防护的关键点。希望能够为广大家长提供正确引导、科学指导和专业支持，促进儿童健康成长。

2020年3月

新型冠状病毒肺炎疫情的发生，增加了儿童健康的风险，牵动了无数家长的心。特殊时期的儿童健康防护，广大家庭家长尤其需要特别指导。

作为国家儿童医学中心，北京儿童医院的广大医护人员始终奋战在守护儿童健康的一线，积极履行公立医院健康传播公益职责，在一手抓疫情防控、一手抓诊疗服务的同时，第一时间组织10多个科室的近50名顶级专家，联合撰写了疫情防控期间的儿童健康科普文章，并通过中央和地方主流媒体、医院和机构自媒体等进行广泛传播，并受邀参加了国务院联防联控机制、国家卫生健康委的新闻发布会，向社会公众普及儿童健康防护知识。

在此，特别感谢全国妇联家庭和儿童工作部、中国家庭教育学会的指导，感谢福棠儿童医学发展研究中心的特别支持，以及中国医师协会健康传播工作委员会、中国科技新闻学会健康传播专委会、中国医院协会儿童医院分会儿童健康传播学组的大力支持，感谢中国妇女出版社将上述文章精选整理，编辑出版《特殊时期　特别家教指导——儿童健康防护》读本，使这些健康科普知识能够富有成效地广泛深入传播，使更多孩子和家庭获益。

为培养儿童健康意识，丰富儿童健康科普传播形式，北京儿童医院连续多年举办儿童绘画比赛。想象丰富、色彩斑斓的儿童画拉近了儿科医患关系，传递了儿童的健康期待。本书中的儿童画均为历次比赛优秀作品。

儿童是祖国的希望，民族的未来。让我们一起，守望希望，守护未来。

国家儿童医学中心

首都医科大学附属北京儿童医院

2020年3月

目 录

✚ 这样喂娃，让疫期营养得满分

✚ 宝宝哪些眼疾在家就能搞定

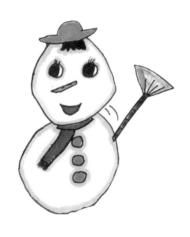

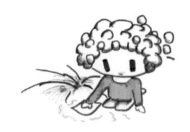

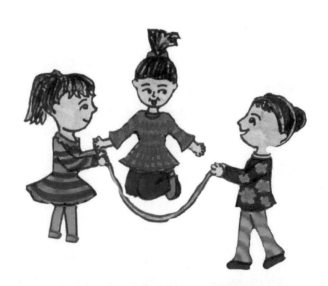

疫期如何
带好6个月以下的
宝宝

"哇哇哇……""呜呜呜……"

"怎么了？怎么了？"

宝宝床边一下多了好几个脑袋。

没月嫂、没育儿嫂、不能去医院……

吃不好，睡不下，新手妈妈宅家，愁愁愁。

别急，别急，现在就教你如何带好6个月以下的宝宝。

听哭声，识"婴"语，养成宝宝好习惯

对于新生儿和小于3月龄的小婴儿，在还没有建立自己的进食习惯之前，妈妈们一边要根据宝宝的需要按需喂养，一边需要找寻宝宝喝奶、睡眠的小特点、小习惯、小征象，逐渐帮助宝宝建立合理的喂养秩序。

对于宝宝来说，他还不知道对错，不知道妈妈喂奶很辛苦，只知道在妈妈怀抱里喝奶，听着妈妈的心跳很安心很舒服。因此，有的宝宝养成了只要脱离妈妈的怀抱就哭闹、不高兴的习惯；有的宝宝会频繁夜醒和频繁地夜间吃奶，不仅把妈妈累得筋疲力尽，还让全家人一起焦虑。

其实，细心的妈妈们在跟宝宝接触一段时间以后，是能够发现宝宝发出的各种信号的，比如宝宝不同音调的哭声代表不同的含义：饥饿的时候是一种哭声，想尿尿是一种哭声，拉便便是一种哭声，想睡觉又是一种哭声。妈妈们要细致地观察，捕捉宝宝哭声的不同含义，才不会让宝宝养成一哭就抱起来喂奶、一哭就抱起来摇晃的习惯。

边吃边睡，边睡边喂，这样做对吗

新生儿因尚不适应宫外生活，昼夜节律尚未很好建立，可有含乳头时间较长（喂哺>30分钟/次）即边吃边睡的情况出现。新妈妈刚生产完毕就投入到了带养宝宝的工作当中，很容易疲劳，这样的情况下宝宝边吃边睡，妈妈边睡边喂，岂不是两全其美？

可是随着宝宝月龄增加、身高体重增大，妈妈会发现宝宝奶量增加，对自己的依恋增多，很多宝宝基本上是全天挂在妈妈胸前，大人累得不行，宝宝也长得不好。因此妈妈要当断则断，慢慢地帮助宝宝建立较为固定的进食和睡眠规律。要知道，喂奶的过程应是亲子互动的机会，最好能在宝宝相对清醒的状态下喂奶，喂奶的时间两侧乳房加起来应少于30分钟，喂奶结束拍完奶嗝后，要坚定而温柔地把宝宝放到床上，鼓励宝宝独立入睡。

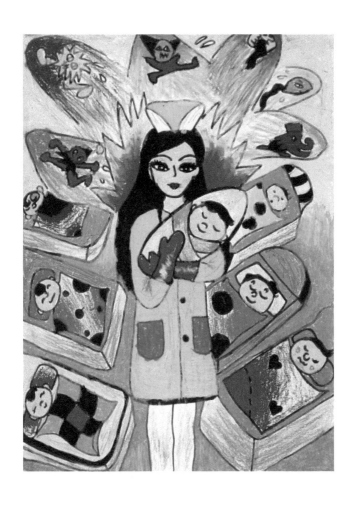

　　一般来说，1～2月龄的婴儿日间<2小时哺乳一次，夜间哺乳间隔时间可延长，约3小时，或4～5小时。24小时内母乳喂哺次数为8～10次。随着月龄的增长，哺喂次数应逐渐减少，3月龄以后两顿间隔时间应继续延长，约2.5～3小时，24小时内母乳哺喂次数为6～8次。

　　有的宝宝脾气比较执拗，一旦养成了频繁吃夜奶的习惯，就

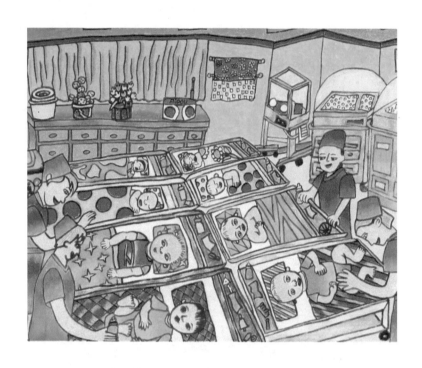

很不好改。其实，4~6月龄的宝宝应尽量减少夜间频繁喂奶，逐渐离断夜奶，到6月龄左右，夜间哺喂最好不超过两次，以免因夜间哺喂次数过多影响白天进食。如果夜间宝宝醒了哭闹，可以让新爸爸多帮忙哄哄，让妈妈好好休息，才能分泌足够的母乳来喂养宝宝。

宝宝不爱吃奶，体重长得不好，怎么办

宝宝不爱吃奶的原因很多，以下是可能出现的情况和解决办法，新妈妈可以试试"对号入座"。

比较常见的原因就是没有给宝宝养成良好的进食习惯，宝

宝总是边睡边吃，边玩边吃，每次吃的时间很短，甚至吃几口就不吃了。妈妈心疼宝宝，过一会儿又喂，导致宝宝总是处于半饱的状态，没有体验到真正的饥饿和吃饱。又由于每次哺喂时间太短，吃到的都是妈妈的前奶（前奶里面水分和蛋白质含量多，后奶里面脂肪含量多，有利于长体重），这样表现出来的就是宝宝不爱吃奶和体重长得不好。如果是这种情况，处理办法参看上面两条。

还有的宝宝夜里频繁地吃奶，白天一点儿也不饿，给大人的印象也是不好好吃奶，这样频繁夜醒吃奶、昼夜规律没建立，夜间生长激素分泌不足，也会导致宝宝长得不好。如果是这种情况，处理办法也可以参考上面的内容。

另外一种情况是母乳不足，宝宝吸吮费劲，时间久了，宝宝由于摄入量不足也会长得不好。其实大部分妈妈产生的母乳能满足宝宝生长发育需要，对于母乳不足的妈妈，可以用吸奶器试验性地吸出某两个时间段的母乳，大概计算一下24小时的产奶量，再根据宝宝的月龄和体重看看能否满足，如果不能满足，需及时添加配方奶粉。

这里给大家指导一下如何估计6个月以内小宝宝每天的摄入量。一般来说，每天需要的热卡大约是90kcal/（kg·d），100毫升母乳提供的热卡为67~68kcal。咱们举个例子，一个4月龄宝宝体重7000克，那他每天需要约630kcal的热卡，换算成母乳每天大约需要926毫升，4个月的宝宝每天喂养次数6~7次，因此每次需要130~150毫升母乳。这是理想化的喂养，如果按照这样的喂养量，是能够满足宝宝每天的能量需要，是能够满足宝宝正常生长发育的。但实际过程跟理想过程是有区别的，举上面的例子是给新妈妈们一个可以参考的标准，先把自己武装起来，这样实操的时候也有一个参考的依据，不需要非得严格按照计算出来的奶量喂养宝宝，只需尽量往理想状态去靠近就行。

有的妈妈已经明确了母乳不足，可是宝宝又不爱吃配方奶，导致体重增加不好。目前很多的配方奶粉是模拟母乳的口感、成分甚至营养功效，妈妈们也可以多尝试。不光是配方奶粉口感的问题，有些宝宝是不喜欢某种人工奶嘴的口感，妈妈们可以试试更换乳胶、硅胶材质的奶嘴，或扁嘴型奶嘴。尝试的时候也尽量在宝宝们饥饿的时候进行，此时宝宝接受新事物的可能性较大。

有少部分宝宝可能因为疾病因素，如乳糖不耐受、食物过敏或其他的消化系统急慢性疾病所致而不好好吃奶，体重增加不好。这样的宝宝不仅仅有吃奶不好的表现，还多伴随反复皮肤湿疹、反复溢奶、吐奶、腹泻、便血等其他表现。妈妈们不能因为仅有一种情况就盲目怀疑，如果是这种情况，还是需要到医院来请专业的医生帮助判断一下。

本身属于特殊宝宝的，如早产、低出生体重、双胎、先天遗传代谢性疾病等，喂养和监测需要得到专业医生的帮助，要具体问题具体对待。

不论是哪一种情况，重中之重是要帮助宝宝养成良好的进食和睡眠习惯，这是基本条件。好习惯没养成，上面的问题就不太好解决。新妈妈们由于产后激素水平的影响，本来就容易出现焦虑的情绪，在抗击疫情这个特殊时期，情绪波动会更加明显。在这里也衷心希望新妈妈们调适好自己的心态，在全身心地投入带养自己可爱的小宝宝之余，转移一下注意力，找一些属于自己的兴趣爱好甚至工作来做，把有些事情放心大胆地交给新爸爸或其他家人来做，让自己放松一下，也挺两全其美的。

补钙？补铁？补DHA？到底该补哪一种

宝宝出生后2周，建议开始每天补充维生素D$_3$400~800IU促进钙的吸收，哺乳期的妈妈也需要每天补充钙剂。疫情期间，小宝宝们应减少外出，加上冬春季节天气寒冷，每日维生素D的量可以补充至以上范围的高值量，并且酌情可以少量补充钙剂，6月龄以下每日额外补充元素钙量应不超过200毫克/天。早产的宝宝们需要预防性补充铁剂（应在医生指导下服用）。

除了上面临床上比较常见的营养素，还有很多比如DHA、锌、益生菌等，都可以在适当情况下使用。比如宝宝有消化不良、腹胀、肠绞痛的表现，可以适当补充益生菌，但不特别推荐作为常规每日添加营养素。

（保健中心：马扬）

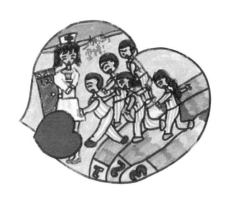

6～12月龄的宝宝辅食怎么吃

疫情期间，父母有了陪伴孩子的难得时光，这也让很多父母开始亲手给宝宝做辅食。6～12月龄的宝宝就要开始他的味道之旅了，细心的爸爸妈妈会问，宝宝什么时候加辅食？怎么加辅食？吃什么辅食？究竟该如何"精耕细作"，让小家伙茁壮成长呢？别急，下面就教你解决6～12月龄宝宝的"舌尖"问题。

辅食什么时候添加

临床中，妈妈们关于辅食添加的第一个问题一定是：辅食什么时候添加？关于这个问题，各种学术研究、经验总结太多，我只从自己的一些小经验里提一下：随着宝宝消化系统的发育和消化系统功能的提升，4～6个月的宝宝已经具备了添加一些过渡期食物的能力。但是为了响应号召，让宝宝得到更多纯乳制品喂养时间，纯母乳喂养的宝宝可以从满6月龄开始添加辅食；混合喂养或者人工喂养的宝宝可以早一些，从5月龄~5个半月龄都可以。

吃什么辅食

从开始给宝宝添加辅食那一刻起，宝宝的食物来源就由单纯的乳类食物变成了两大类：乳类食物和辅助食物。辅助食物从一开始就非常强调富铁食物的添加，这是因为宝宝体内的铁储备在3个月龄以后基本上消耗殆尽了，而且母乳中铁含量较少，如果不注意富铁食物添加，宝宝会出现铁缺乏甚至贫血，所以最开始可以给宝宝添加高铁米粉。米类食物是中国人的传统食物，富含营养还好消化，随着技术的进步，在米粉里面强化铁元素，确实担得起宝妈们给宝宝选择的第一种辅食。

但随着宝宝月龄的增长，光有一种辅食肯定不能满足他生长发育和对食物产生兴趣的需要，需要增加辅食的种类，让宝宝眼睛看到、鼻子闻到、舌头尝到、小手抓到、脑袋知道这世界除了奶以外还有这么多好吃的东西。一般来说，我会让宝妈们在给宝宝添加米粉后两周开始尝试根茎类的菜泥（土豆、南瓜、红薯、胡萝卜等）和果泥（苹果、香蕉、梨等），某一种菜泥可以跟米粉同时添加，添加时要注意一样一样来，由少到多来，可以先从一勺开始，逐渐增多，并注意观察宝宝的各种表现：对新添的食物喜不喜欢，吃了以后有没有出现口周发红、长疹子、呕吐、腹泻等不良反应。一般来说，如果宝宝在3天内没有不良表现就可以换第二种了。

如果宝宝的表现都很正常，可以进入第二关：肉类辅食的添加。其实，《中国居民膳食指南（2016）》中"7~24月龄婴幼儿喂养指南"对于肉类辅食添加的具体时间跟前面说的高铁米粉、菜泥果泥是同期列出的。肉类辅食尤其是红色肉类，如猪瘦肉、牛瘦肉、羊瘦肉、肝脏、动物血等可作为首选，鸡肉虽然是白色肉类，但其蛋白质含量丰富，也建议选择。这些肉比起前面的食物来说含有更多的铁元素，同时还含有更多的锌元素、多种脂溶性的维生素，营养更加丰富全面，所以这个时期让宝宝变成一个小"肉食动物"也是我一直跟妈妈们强调的。考虑到肉类辅食的易消化性略差，我会建议妈妈们放在植物性辅食后面添加，比如瘦肉松、肝粉、肝泥都是我比较推荐的。同样地，添加肉类辅食也得一样一样来，由少到多，同样需要观察宝宝的各种表现，每一种新添食物至少观察3天（没办法，重要的事情就得反复说，儿保医生的职业病就是啰唆和唠叨）。

所添加的某一顿辅食里面也是有主次搭配的：主食（米粉）为主，然后加菜（菜泥）加肉（肉松）加水果（果泥）。刚开始添加的时候最好选择白天宝宝的第二顿奶之前，开始可以添加整顿奶体积的1/4到1/3，然后用奶来补足剩余，3～5天后加量，逐渐辅食越来越多，直至把这顿奶替换掉。

究竟该如何"精耕细作"，小家伙才能茁壮成长呢

在制作上，可以给宝宝做些"手指食物"。手指食物不仅是指像手指那样细条条的食物，还包括宝宝能抓拿到手里的食物，如饼干、水果条、小块馒头、小块米饼等。一般我会推荐刚入口是硬的，随后经过唾液的湿润很快变软或者化了的食物，它们不容易引起呛咳或误吸。坚果类，比如开心果、瓜子、花生这样体积小、入口又不容易软化的食物，就不建议在这一阶段给宝宝吃。

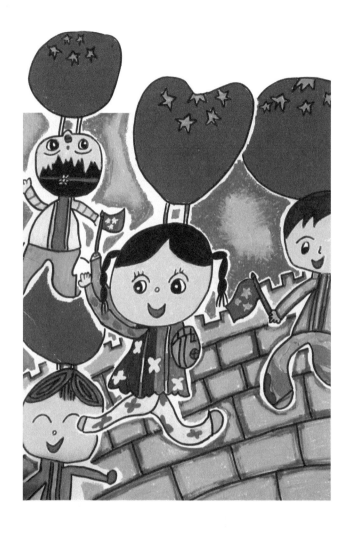

手指食物不仅从辅食添加的角度看对宝宝有益，在促进宝宝精细动作、手眼协调和生活自理能力提升等方面也具有重要作用。

我记得有一次翻出第二版的《儿童保健学》，上面建议7月龄的宝宝就可以吃烤馒头片了。20世纪七八十年代还没有现在这样的条件，没有花样繁多的婴儿辅食，但是我们的儿童保健前辈们

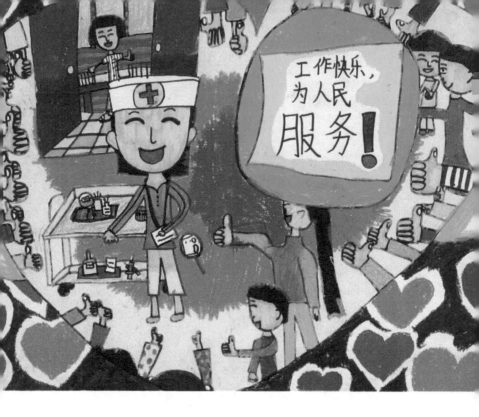

已经抓住了宝宝辅食添加的"金钥匙"：宝宝要先看见面前的小条块状食物，用小手去抓取，再送入自己的口中，有时一次还送不进去而送到自己的小脸蛋上，这就是手眼口协调配合的过程，非常促进宝宝大脑的发育；经过努力送入口中的辅食，还要努力地用自己的牙龈、乳牙、舌头互相配合搅拌、咀嚼、研磨，然后再吞咽，有时嚼得不充分还可能干呕一下。不过妈妈们放心，宝宝很快就能掌握窍门把食物咽下去的，这是口腔功能的提升。宝宝从自己抓取到吃到食物，用自己的力量体会了跟乳汁不一样的味道，这种成就感是无法比拟的。经过多次的锻炼，逐渐培养宝宝自己摄食的能力。妈妈们不要因为担心宝宝吃得一片狼藉而去喂食，因为这正是宝宝生活自理能力提升的过程。吃的时候，家长一定要在一边盯着，并注意不能逗宝宝，避免宝宝因为开心大笑引起误吸。

在现在这样一个物质丰富、种类繁多的时代，妈妈们可以根据自己的实际情况进行选择：瓶装的各类泥、自己用勺子刮出来的泥、辅食料理机制作的泥都可以。这里想强调的是，很多妈妈特别善于给宝宝制作杂烩糊（粥）：米粉糊或米粥做主料，里面添加各种蔬菜、蛋类和肉类，这样的杂烩在营养上完全没有问题，但是不利于培养宝宝对于单一食物的感官认知。我更建议妈妈们用小餐盘把这些食物分别摆放，让宝宝看到不同颜色、闻到不同气味、吃到不同口感的食物，这既满足了宝宝的营养需求，又能促进宝宝感知觉发育，一举两得。

需要提醒父母们的是，疫情期间辅食制作时尤其要做好清洁和消毒工作，包括制作辅食时手部、工具，宝宝的餐具，还有宝宝的小手等。

总体来说，6～12月龄的宝宝除了继续喝奶以外，开始逐渐进入这个世界的多种美食之旅。不同食物含有的各种营养素各不相同，各有千秋，但某一类食物含有的营养素种类和量相差不会很大，这就意味着妈妈们要尽量选择常吃的、普通的、大众的、熟悉的、顺应季节的不同大类食物，不要选择少见的、奇怪的、小众的、貌似高大上的、反季的食物给宝宝。

乳制品和辅食怎样搭配

添加辅食放在下一顿奶之前尝试更为合理。如果宝宝已经养成了按顿喂养的好习惯，举例来说，6个月的宝宝8点喝奶20分钟，下一顿喂奶时间为11点半到12点之间，妈妈可以在11点半的时候先给宝宝喂30毫升高铁米糊，然后用奶来补足这一顿，而不是在10点的时候添加米糊，11点半喂奶。这样做很好地模拟了宝宝胃部的充盈—排空节律，有助于让宝宝知道什么是真正吃饱了，什么是真正的饥饿感，也让宝宝最初添加辅食变得容易些（饿的时候啥都好吃）。

6～12月龄宝宝每天的奶量为600～800毫升，跟月龄呈相反态势，即月龄越大，奶量在此范围内逐渐减少。添加辅食的次数从开始的替代1顿奶到逐渐替代2～3顿奶。当然，这也是理想的状态，妈妈们可以根据自己宝宝的实际情况调整，尽量往理想的状态上靠。

泥糊状食物要吃多久

在辅食添加的过程中，泥糊状食物是被妈妈们提及次数最多的食物，宝宝从液体食物向半固体、固体食物过渡，泥糊状食物功不可没。米粉糊、蛋黄泥、胡萝卜泥、玉米泥、苹果泥、香蕉泥、肝泥、鱼泥等，总之就是各种泥。妈妈们也很喜欢制作各种泥糊状食物，从辅食料理机到直接用勺子刮，宝宝的辅食里融进了妈妈的爱。

但是过犹不及，前面已经说了，泥糊状食物其实是过渡期食物，随着宝宝口腔功能的提升，牙齿的萌出，需要从泥糊状食物再慢慢转换成颗粒状食物、小块状食物，增加食物在宝宝口腔内的咀嚼、研磨和初步的消化。一般来说，10月龄之前应该完成从泥糊状食物到颗粒状食物的转换。如果泥糊状食物吃的时间太长，会影响宝宝口腔咀嚼、吞咽功能的发育，也是宝宝乳牙萌出延迟的一个原因，宝宝口腔功能发育缓慢对语言发育也会有一定的影响。所以不要小瞧这些还没有长牙的小宝宝,他们会用牙龈去进行咀嚼和研磨的。

什么时候加鸡蛋?怎样让宝宝吃鸡蛋

添加鸡蛋的问题需要单独来讲。鸡蛋是营养非常全面的食物,但同时也是易引起我国宝宝过敏排行第二的食物(排行第一的是牛奶),因此我会让妈妈们先通过宝宝添加其他辅食的情况排查一下是否有食物过敏,略晚一些添加鸡蛋,可以放在肉类辅食添加完成之后。添加的时候先从蛋黄开始逐渐过渡到全蛋(经常有家长问我添加蛋黄是先从1/8还是1/4个开始,如何精确地切出1/8或者1/4个蛋黄,这些问题其实可以根据宝宝进食情况自行决定,没有统一标准)。

水产类食物由于富含锌元素和DHA等营养素,也可以给宝宝逐渐引入,引入时也要一样一样来,由少到多来,观察宝宝各种表现——这个注意事项需要再次重申,重中之重是过敏高风险的海鲜类食物。

宝宝不爱吃辅食或者只爱吃辅食怎么"破"

这是临床中遇到的6~12月龄宝宝喂养方面最常见的问题,也是如何平衡好奶制品和辅食关系的问题。前面已经提到过,这个阶段的宝宝奶制品依然是主要的食物来源,仍然要保证600~800毫升的奶量,在这个基础上逐渐引入辅食,减少奶量。这也不是简单的几句话或者用点儿药物就能解决的。遇到宝宝有这样问题的妈妈们可以先静下心来，记录一下宝宝每天的饮食情况，连续记录3天就能发现不少问题，比如给宝宝喂奶次数过多、总是追奶，饭前水果吃得太多，夜间频繁夜奶等，然后再有针对性地先制订一个理想中的喂养方案，尽量往这个方案上去靠拢。

　　我总是在喂养处方上这么写：固定位置、固定时间进食，每餐时间不超过30分钟，两餐之间间隔3～4小时，进餐时鼓励宝宝自己吃，减少喂食或者避免边娱乐边进食。

（保健中心：马扬）

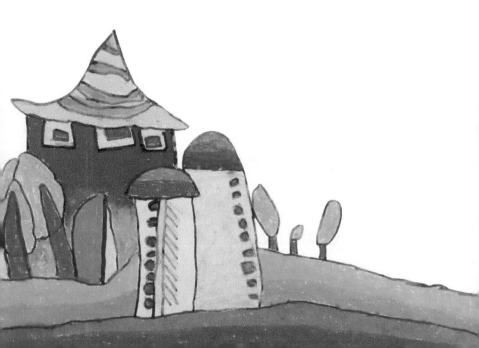

这样喂娃，
让疫期营养
得满分

外卖消失、饭店关门，在这个漫长的假期里，一日三餐变成了重要的"人生大事"，每个人的厨艺都得到了最大限度的开发，不少"做饭小白"惊喜地发现，原来自己离米其林五星大厨只差一个假期。对于有娃的家庭来说，原本孩子在幼儿园、学校就可以解决的吃喝问题，现在却需要每天绞尽脑汁地想菜谱、使出浑身本领做菜。如何让饭菜营养美味，孩子能吃饱吃好又能增强抵抗力呢？

规律作息，吃饱吃好，身体棒棒

要想身体棒、长高长壮少生病，吃饱是第一！吃不饱可能会抑制自然杀伤细胞（一种免疫细胞）的成熟，这样抵抗力就会下降，所以在这个关键时刻，一定要确保孩子能吃饱。

不少家长存在疑惑：我家天天追着喂孩子都不吃，绝对不会饿。其实并非如此，你觉得宝宝吃饱了不一定是真的饱了；同理，你觉得宝宝饿他也不一定是真的饿。

如何解决？我们家长要记住10个字："规律作息，定时定点进餐。"在这个特殊时期，定时定点吃饭更是规律作息的基础。我们家长要以身作则，定时定点进餐，不要追着喂饭，不要边吃边玩，进餐时间控制在20～30分钟，全家人坚持，有了这个前提，才能保证宝宝吃饱吃好、身体棒棒的。

疫情期间如何通过饮食调节，提高孩子的免疫力？

"白色黄金"：奶　要想免疫力高，优质蛋白质少不了，就是各种肉蛋奶一定要保证。婴幼儿要保证饮奶，有母乳的吃母乳，母乳不足的配合适宜的配方奶粉，学龄儿童可以喝纯牛奶。建议有条件的家庭尽量培养孩子的饮奶习惯，做到奶不能停。

有些孩子喝完奶会肚子疼甚至会腹泻，这可能是乳糖不耐受，建议这类孩子的家长尽量给孩子选择低乳糖或者无乳糖配方的奶。如果问题还是没有解决，可以在适当时间带孩子去消化科检查一下。

优质蛋白：肉、蛋　6月龄的宝宝添加辅食后就可以吃肉了，要给予适合宝宝年龄的不同质地的肉食。有些传统观念会认为这么小的宝宝消化不了，不能吃肉，这是错误的。当然，也有少部分孩子吃完肉，会发生消化不良的情况，这需要家长找原因，具体问题具体分析，不能一味避食。如果没有过敏，建议孩子每天吃1个鸡蛋。另外，大豆及其制品也是不错的蛋白质来源，可以适量食用。

必不可少：新鲜蔬果　除了优质蛋白质，还要给孩子多吃新鲜蔬菜和水果，建议每天蔬菜水果的摄入超过5种，其中一半为

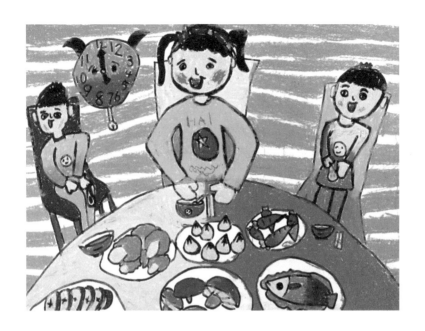

深色蔬果，如西蓝花、胡萝卜、菠菜、橘子、甘蓝、南瓜、西红柿等。新鲜蔬菜、水果以及坚果等富含B族维生素、维生素C、维生素A、维生素E等，深色蔬菜营养素含量更多，具有较强的抗氧化、调节免疫的作用。

最后特别强调，不要接触、购买和食用野生动物！！！注意厨房食物处理生熟分开，肉类食物要烧熟、煮透；家庭用餐，实行分餐制或使用公勺公筷等措施，避免与家人交叉感染。这一步一定要做好，不然就前功尽弃了。

喝水、喝水、喝水

干燥的春季是呼吸道疾病高发的时期，口、眼、咽喉等最易成为病毒的首要战场，人体黏膜可以分泌抗体来抵抗病毒，充足的液体量摄入可以保证黏膜功能。另外，多次饮水，还可以冲刷咽喉部，减少病菌大量繁殖的可能。

所以，一定要保证孩子充足饮水，同时要讲究方法，不可一次性大量饮水，建议多次少量饮水。儿童的胃容量较小，水喝多了，其他食物就吃不下那么多。而且儿童胃酸等消化液分泌少，大量饮水会冲淡胃酸，影响消化。

每天喝多少水合适呢？2~3岁的健康幼儿，每天需要的总液体水量大概在1300毫升；4~6岁的健康幼儿，每天需要的总液体水量大概在1600毫升。这些液体量既包括了来自粥、奶、汤这些食物中的水，也包括额外的饮水。而7~13岁的健康儿童，每天需要喝水1000~1300毫升，相当于一次性纸杯5~6杯的水量，容积为550毫升普通瓶装矿泉水一天要喝2瓶左右，而且这个水量不包括食物中的水。这些水要平均分散到全天饮用，可以每两个小时左右喝一次水。

需要特别注意的是：一定不能等到感觉渴了才喝水，要养成定时喝水的习惯，以保证身体随时都不会出现缺水的状态。

对于小朋友来说，还是尽量以饮用白水为好。

"零食"是个好东西

很多家长在聊起育儿经时，都有一个观点：零食？我们家不存在的！孩子不能吃零食。其实，零食通常是指非正餐时间食用的各种少量的食物，能补充正餐能量和营养的不足。比如我们额外吃的水果、酸奶等，也都算零食。所以，家长不要一说到零食，就觉得孩子一定不能吃，这不是绝对的，而是要根据孩子的需求适当摄入。儿童处在生长发育的关键阶段，活泼好动，能量消耗大，三顿丰富的正餐与两次适量的加餐是儿童获得全面营养的保障。

如何利用好零食，与零食"化敌为友"？

（1）吃好正餐，适量加餐，少量零食。按照营养均衡的原则，零食消耗不宜过多，所提供的能量不要超过每日总能量摄入的10%。建议选择正餐中摄入不足的食物作为零食，如奶及奶制品、水果和坚果。吃零食的时间不要离正餐时间太近，最好间隔1.5~2小时。

（2）水果、奶类和坚果优先。全国营养调查结果显示：我国居民水果、奶类和坚果的摄入量都显著低于推荐量。因此学龄

天天宅在家，手机、平板电脑、电视就成了孩子的最爱。听说蓝莓对眼睛好，每天一盒是不是可以让孩子远离眼镜？

蓝莓中含有较多的花青素，能促进视网膜细胞中视紫质的再生，可以缓解视疲劳，促进视力。蓝莓虽好，但不要贪吃。对于消化功能不佳的婴幼儿，蓝莓吃多了可导致腹泻。更重要的是，吃蓝莓治标不治本，保持视力最有效的方法是减少视屏时间。世界卫生组织指出，2岁以上儿童视屏时间每天不超过1个小时，2岁以下完全不建议接触。研究显示，每天3个小时以上的视屏时间，注意力缺陷的风险会增加。

前儿童的零食，应优先选择水果、奶类和坚果作为正餐营养需求的必要补充。提醒各位家长，进食坚果时一定注意安全，尤其是低幼龄的孩子，避免卡噎。

（3）少吃高盐、高糖、高脂肪零食。虽然人类天生喜甜，但宝宝的饮食习惯还是家长可以调节的。从一开始给孩子养成清淡口味的饮食习惯，对其成年后的健康至关重要。

（4）不喝或少喝含糖饮料，更不能以饮料代替水。饮料中几乎都含有大量的糖类，如果孩子每天摄入过多的糖，容易导致身体发胖，而肥胖则是危害身体健康的重要因素之一。除了糖类，如果经常饮用碳酸饮料，也会引起碳酸摄入量过多，导致蛀牙、骨质疏松等。

（5）零食应新鲜、多样、易消化、营养卫生。家长要尽量让孩子安静进食，谨防呛堵。

适量补充微营养素

大家都知道充足丰富的营养素可以提高孩子的免疫力，但是这些营养素最好的补充方法就是通过天然食物获取。好好吃饭，保证足够粮谷类，保证优质蛋白质摄入，保证充足新鲜蔬果，适当豆类、坚果、油脂等，才是孩子营养充足的关键。

疫期情况特殊，正逢冬春季节，又天天宅在家，最缺的就是维生素D了。维生素D已经被发现具有抗感染、抗肿瘤、保护心血管等多种功能。然而流行病学调查显示，北京有超过一半的人缺乏维生素D这种重要的营养素。建议父母可以多给宝宝吃一些富含维生素D的食物，如三文鱼、白金枪鱼、沙丁鱼等。

对于孩子来说，仅仅靠食物补充维生素D量有限，然而通过外源补充的最好方法——每天户外活动1小时以上，也因为疫期不能出门而无法实现。所以，当前有效补充维生素D的方法就是药物补充了。1岁以下婴儿，建议每日补充维生素D400IU（早产儿需要在医生指导下加倍补充），1~18岁儿童，每日维生素D建议量为600~1000IU。

维生素D虽好，但也不能"单打独斗"，维生素C、B族维生素等也非常重要。对于饮食不佳，或正处于疾病状态的孩子，在不能尽快解决饮食营养问题的前提下，建议家长选择单一或复合含有维生素A、维生素D、维生素C、维生素B$_1$、维生素B$_2$、维生素B$_6$、铁、锌、硒以及DHA的营养素补充剂。

孩子在家不愿意动，也没心思吃，怎么办？

小孩子天生好奇，要调动他的积极性，其实也不难，只要父母肯动心思。例如，可以让孩子做小小厨师，参与到饭菜的准备制作过程中。家长和孩子一起做水果或蔬菜沙拉，一起烤饼干、烤面包等。还可以让孩子帮忙准备食材，比如择菜、洗菜，顺便普及蔬果知识。这样既能增加孩子的营养摄入和对食物的亲切度，为均衡饮食、不挑食打好基础，还能让孩子活动身体，共度亲子欢乐时光，实在是一举多得。

（临床营养科：杨文利）

宝宝哪些眼疾
在家就能搞定

　　寒假本应是眼科最繁忙的时候，但是今年情况有些例外。针对疫情期间的特殊措施，人们更多选择待在家中。但随之而来的可能是长时间近距离高强度地用眼，这些可能会加重眼疲劳，造成一些眼部不适。那么我们如何在家中应对这些常见的眼部问题呢？

什么样的情况需要到医院就诊

　　常规的眼部问题，建议在家中观察。如果遇到以下情况，还是建议尽早到医院就诊。
　　（1）突然出现的视力下降或者黑影遮挡；
　　（2）伴有活动伤口或者出血的眼部皮肤裂伤、化学伤、热烧伤，例如喷洒消毒时，酒精不小心溅入眼睛，要尽快使用自来水或眼药水冲洗眼睛，然后就诊；
　　（3）眼部的剧烈疼痛；

（4）其他无法自行处理的意外。

如到医院就诊，一定要戴好口罩，做好防护工作。

如果出现眼红、伴有大量分泌物，怎么办

这种情况一般是结膜炎引起的。结膜炎最常见的致病因素是细菌感染，往往会伴随眼红、大量黄绿色分泌物。结膜炎是有一定传染性的，这个时候我们需要做好自身的清洁卫生，避免用手揉眼睛及交叉感染。可以用棉签轻轻擦拭干净分泌物，如果家里有消炎的眼药水，比如妥布霉素、左氧氟沙星、加替沙星眼膏，都可以使用。每日3~4次，连续使用3天，基本就控制住了。如果这种情况是突然出现的，需要到医院进一步检查。

如果只是眼红、眼痒、异物感，不伴有分泌物，怎么办

这种情况一般是眼睛疲劳引起的。很多人待在家里都会长时间地使用手机、平板电脑、电视等电子产品，长时间的使用会导致眼部干涩。轻的会有异物感，觉得眼痒、不舒服、喜欢揉眼睛；严重一些的则会引起眼红、看东西模糊等表现。这个时候我们要让眼睛多休息。家里如果有玻璃酸钠这样的人工泪液，可以用上几天，观察一下，慢慢就会好转。

如果孩子眼睛畏光、流泪怎么办

如果孩子不敢睁眼、怕光、流泪（接触过紫外线灯的照射或

有刺激性液体进入眼内），往往是角膜受到了损伤，有可能会引起永久性的视力损伤，需要去医院就诊。

如果孩子出生后就有持续流泪或者眼泪汪汪的表现，可能是泪道阻塞引起的，可以先在家里观察。如果红肿持续加重，要尽快就医，可能是引起了急性泪囊炎或者蜂窝织炎。

如果孩子眼睛红肿或长包怎么办

如果轻度红肿并伴有局部硬结，这个可能是早期霰粒肿或者麦粒肿的表现，可以先进行局部的消炎治疗。如果用药后持续加重，需要到医院治疗。

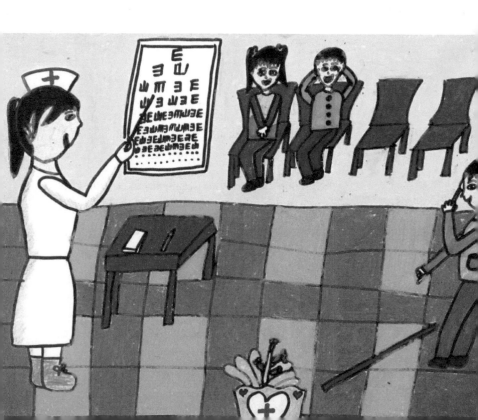

如果孩子出现频繁揉眼、眨眼，怎么办

长时间地近距离用眼，比如看书、使用手机时间过长，会使孩子的眼睛产生疲劳。和大人不同的是，儿童不能很好地表达自己的不适症状，更多的是借助揉眼睛或者眨眼睛来表达。如果出现这些情况，就要让孩子停了所有近距离的用眼，好好休息，辅助人工泪液滋润眼表。

另外，少数孩子揉眼、眨眼可能是因为存在下睑内翻倒睫，家长可以在明亮处检查，下睑睫毛是否贴附在角膜表面。如果存在倒睫，3岁以内可以暂且观察，配合人工泪液缓解症状，部分患儿可以随面部发育自行好转；3岁以上自愈的可能性较小，可以待疫情过后择期手术治疗。

疫情期间如何科学使用眼睛

对于青少年而言，疫情期间一定要加强对眼睛的保护，做好科学使用眼睛，避免长时间近距离地用眼。

一般而言，3岁以内尽量避免使用电子产品，如确需使用，最好控制在10分钟以内。3~6岁每次使用的时间控制在20分钟，每天控制在1小时以内。

小学生每天控制在1~2小时以内，每20分钟左右需要让眼睛休息10分钟。中学生每次最长半小时，然后让眼睛休息10分钟左右。

此外，一定要保持良好的用眼习惯，保证做到"一尺一拳一寸"。

宅家期间如何防控近视

特殊时期儿童长时间宅在家中，没有充足的户外活动时间，更需注意近视防控：

（1）户外活动是防控近视的有效措施，特殊时期可以白天在阳台活动，作为替代；

（2）近距离用眼时间要控制，可参照课间休息的时间安排，读书写字40分钟后需休息10分钟；

（3）注意保持良好坐姿，做到"一尺一拳一寸"；

（4）保证良好的照明环境，不要过明或过暗；

（5）控制电子产品的使用时间，父母要以身作则；

（6）营养均衡，充足睡眠。

疫情期间还能使用角膜塑形镜或者接触镜吗

角膜塑形镜是控制近视发展的有效方法，对卫生环境的要求比较高。疫情期间，对于角膜塑形镜的使用没有影响。但是我们应该做到勤洗手、正确洗手，避免因为接触导致的病毒或者细菌传播，同时加强镜片和镜盒的护理，更好地做好清洁卫生工作（尤其是戴镜前的清洗）。

如果出现了发热、感冒、流涕等症状，或者出现眼部红、痛、畏光流泪等不适症状，要及时停戴。可以使用人工泪液或抗生素滴眼液居家观察，如症状未见好转或伴有畏光、流泪、烧灼感、异物感、分泌物增多等不适症状，要尽快到医院就诊。如果因为接触新冠肺炎而需要进行观察的，也需要停戴。如戴镜期间

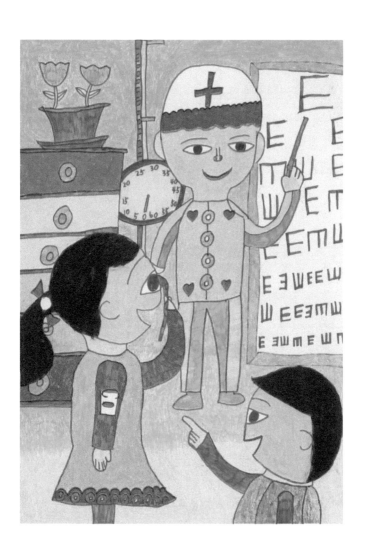

无任何不适，可视疫情发展情况延后复查时间。

早产儿视网膜病变的孩子还用来医院复查吗

早产儿眼睛情况变化很快，一旦出现问题，受损的视力是很难挽回的。所以虽然是疫情期间，但是早产儿视网膜病变的孩子还是应该遵照医嘱，定期到医院复查眼底。

最后希望大家牢记：

眼睛状况莫慌张，认真观察细思量。

红肿异常分泌物，消炎眼药要跟上。

频繁眨眼揉眼睛，电子产品是诱因。

隐形眼镜塑形镜，勤洗手来要谨慎。

一般问题家里看，视力下降去医院。

皮肤裂伤化学伤，急诊就医保健康。

（眼科：李莉　余继锋　樊云崴　崔燕辉）

如何应对儿童耳鼻咽喉头颈部常见病

鼻

1.鼻出血

患儿如遇到鼻出血时，父母不要惊慌，正确的止血方法往往能够起到事半功倍的效果。

（1）注意安抚患儿，一般采取坐位或半卧位，嘱咐患儿勿将血液咽下，以免刺激胃部引起呕吐。

（2）用手指压紧双侧鼻翼15分钟，同时可用冷水袋或湿毛巾敷前额和后颈部，以促使血管收缩，减少出血。

（3）如果压迫鼻翼15分钟，鼻腔出血仍不能停止，应前往医院进行鼻腔填塞止血。

（4）对于鼻腔出血量不多但反复出血的患儿，在压迫止血后，可短期于鼻腔局部涂抹抗生素软膏（例如红霉素眼膏等），

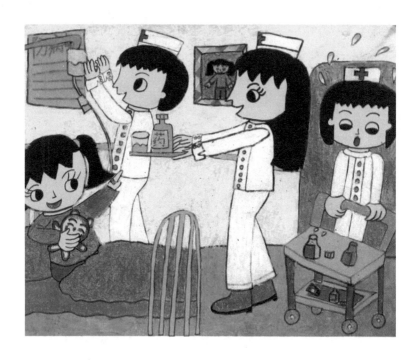

以促进黏膜愈合。

（5）对于反复鼻腔出血且一般状态较差或伴有严重出血性疾病的患儿，应及时转诊至血液科等相关科室进行治疗。

2.鼻异物

一旦考虑到儿童鼻腔塞入异物的可能性，应及时前往医院就诊，切忌在家中盲目取异物，以免将异物推入鼻腔深处。

3.变应性鼻炎（过敏性鼻炎）

（1）变应性鼻炎的症状发作期应就医，进行药物治疗。

（2）远离过敏原。

（3）重视鼻腔护理。用盐水定期清洗鼻腔可有效地减少鼻腔刺激物，对于改善鼻炎的症状也有很大的帮助。

（4）锻炼身体，增强免疫力。建议患儿根据年龄段进行适当的体育活动，以增强免疫力。饮食应该注意均衡。

4.儿童鼻-鼻窦炎

对于单纯病毒感染引起的急性鼻-鼻窦炎可进行对症处理，多可7~10天缓解。急性细菌性鼻窦炎治疗原则是以控制感染、预防并发症为主。急性期时应就诊，积极对症治疗。

5.小儿急性鼻炎和感冒

要关注局部和全身症状，以利病症的鉴别。规范用药的同时，饮食宜清淡且易消化，避免辛辣刺激性食物。

如果患儿鼻腔堵塞、流涕4周以上，或反复发作需及时到耳鼻喉科就诊。应注意排除引起鼻腔堵塞的其他疾病，例如腺样体或扁桃体肥大、过敏性鼻炎等。

耳

1.急性中耳炎

由于小婴儿不会诉说，症状可表现为摇头、挖耳等，或者夜间哭闹、饮食和睡眠不好。2岁以上的孩子多可诉说患侧耳痛或同侧面痛、头痛等。疼痛较剧烈，多在夜间痛醒，不肯再睡。

急性中耳炎耳痛的特点是发作性的，发作期间常无特别表现。如果是耳道疖子的疼痛，多为触碰疼，即当触碰耳郭或按压耳周会加重疼痛。

（1）对症止痛：首先要对症缓解疼痛，可采用美林等药物对症。多数急性中耳炎在对症后，同时治疗呼吸道感染可治愈。

（2）当出现发热或耳内流水溢液等症状时，应根据血常规结果给予抗生素治疗以及耳局部点药治疗，并应到专科医生处就诊。

（3）部分急性中耳炎患者可转为慢性，并有影响听力的可能性。家长应在随后的1~2周，注意听力的变化，以便及时就诊。

2. 分泌性中耳炎

临床上往往较难发现。多数情况中耳积液在3个月内可以自行吸收，应积极治疗原发病。对于一部分积液始终无法吸收的病人，则需要手术治疗。关注儿童听力问题，注意交流时的反应，如果交流时儿童出现需要对话方重复，或是注意力不集中等情况，需要就诊。

3. 外耳（外耳道）湿疹

单纯外耳（外耳道）湿疹，局部用药情况可以用双氧水清洗后擦干，涂一些湿疹膏如氧化锌等。如果仍不能控制，可以局部加用一些激素类药膏，如地塞米松药膏、糠酸莫米松药膏等，一般都能得到很好的缓解。

护理上，如能找出过敏原，则尽量避免，如居住环境、衣着、饮食等。当然，很多湿疹是难以找到确切过敏原的。局部护理时要注意耳部的清洁，防止耳道内进水。平时要注意耳部皮肤的滋润，可以使用一些油性的药膏，如凡士林等。

如上述办法仍不能控制婴幼儿的外耳道湿疹，或者分泌物明显增多，出现耳痛、纳差等表现，应及时去医院就诊。

4. 外耳道异物

如果发现耳道有"东西"，无不适症状，需与外耳道耵聍区分。耵聍指耳道正常分泌物，多数可自行脱落，如果结成团块，可阻塞耳道。如果出现耳痛，需与外耳道炎、中耳炎相区分。如果发现耳道内有异物或伴耳痛症状，家长不要自行夹取或使用滴耳剂类冲洗，需要到就近医院耳鼻喉科就诊，医生会根据异物情况，做出相应处置。

5.听力障碍

当婴幼儿出现对声音反应不敏感、被叫名字经常不回应或者看电视音量越来越大时，家长需要提高警惕。可疑的听力障碍最终需要完善的听力学检查进行确诊。听力障碍要早发现、早诊断、早治疗，以免影响儿童的言语能力。

头颈

儿童颈部小包块

常见原因是颈部淋巴结肿大，也可为甲状舌管囊肿、鳃裂囊肿等。当发现颈侧出现成串的小包块、颈部正中孤立肿块或者出现红肿表现，应及时就诊。观察到颈部各种包块的情况，家长们要勤观察，多触摸，不必惊慌，不必害怕，同时要选择正规医院进行治疗，以免耽误病情。

咽喉

1.儿童打鼾

如果孩子出现了打鼾的症状，且持续时间较长时，需要到医院进行相应的检查。

2.儿童声音嘶哑

根据小朋友出现声音嘶哑的时间（出生后即出现还是逐渐发生）、声音嘶哑的持续时间（很快缓解还是长时间持续）、严重程度（轻度嘶哑还是发音困难）等，可以初步判断声音嘶哑的病因，但是想要明确诊断，需进行电子喉镜检查。

与咽喉反流相关的声音嘶哑，要嘱咐患儿睡前两小时不要进食、喝奶，进食不要过饱，饭后不要立即躺下。如果为喉部新生物导致声嘶，应及时就诊。

不论哪种病因造成的声音嘶哑，平时家长要避免孩子过度用声，与孩子交流时柔声细语，帮他们养成良好的发声习惯。适当进行发声训练和呼吸节律的训练，可改善孩子的发声习惯，有利于恢复。

3.咽异物

当患儿有明确进食鱼骨、坚果、鸡骨等尖锐食物后出现咽痛、咽异物感，较小患儿有流口水、拒奶等表现时，要高度怀疑咽异物的可能。

一旦发现异物，喝醋及咽馒头、米饭并不是好的办法，在吞咽运动挤压下异物反倒有可能卡得更深，应及时到医院就诊。

4.喉、气管、支气管异物

当患儿有明确的异物吸入，出现阵发性咳喘症状；或者当出现突发咳嗽、慢性咳嗽，经治疗无效或治疗有效但病情反复时；以及同一部位的反复肺炎或肺脓肿，需考虑异物进入支气管的可能。

小儿呼吸道异物是很危险的急症，尤其是当气道发生完全梗阻时，这种情况下一定要现场开始急救，对1岁以内的孩子可采用背部叩击胸部按压法，1岁以上及成人采用海姆立克急救法（腹部冲击法）。（详细处理手法参见"附录2：气道梗阻急救法"。）

如果气道不是完全梗阻，则应立即送到有条件的医院，这些医院有经过专门训练的耳鼻喉科医生和一定的设备条件，可在全

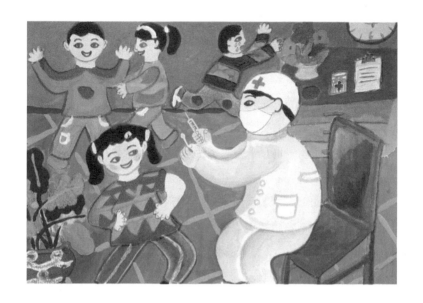

身麻醉下用气管镜取出异物。应注意在送往医院过程中，一定不要吃喝，以便医生能尽早手术。

家长们一定要注意，疾病重在预防：

（1）教育孩子不要随意把硬币、纽扣、小玩具等物含在口中玩耍，以免误吸入气管。

（2）告诉孩子进食时不能打闹、说话，以防食物呛入气管。

（3）不要随意喂婴幼儿块状食物。

（4）谨慎让3岁以下的小孩接触到花生、瓜子、松仁等坚果类食物。

（5）虽然果冻引起气管异物的发生率不高，但一旦发生，往往后果严重，所以在给孩子食用时要特别小心。

（6）不要让孩子躺在床上吃东西，或含着食物睡觉。

（7）加强对昏迷及全麻下患儿的护理，防止呕吐物进入下呼吸道。

5.食管异物

食管里卡住了异物，具体的症状根据异物的种类、形状、大小及异物的停留部位、时间不同而有所不同。儿童多表现为哭闹不安、流涎、拒食、吞咽疼痛等，有的小朋友表现为仅能喝水、喝奶而不能进干食。时间长了，炎症反应重，就会出现发热、颈部肿胀、颈部运动困难，甚至出现呼吸困难。低龄的儿童往往叙述病史困难，而有的家长疏于照护，就诊时间往往较晚，因此并发症相对较多，其中纽扣电池食管异物最为危险。

对于食管异物的诊断多需影像学或是食管胃镜检查进行明确，一旦明确诊断，应及时取出。

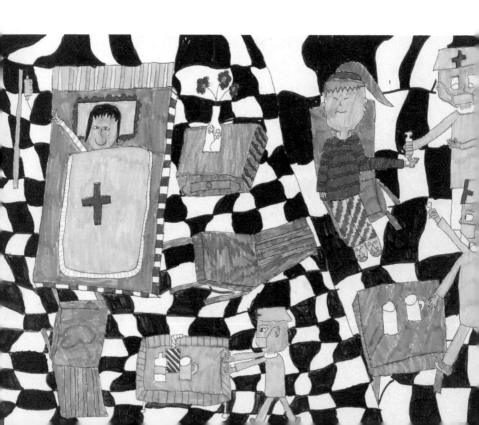

一旦有可疑的异物吞咽史，家长需立即带患儿到医院就诊。

6.咽喉烫伤及化学性腐蚀伤

在儿童意外伤害中，由于小朋友性情急躁、父母照顾不周等原因，可能会出现误喝沸水或进食烫热的食物等情况，导致咽喉部烫伤。还有的小朋友会把酸碱等腐蚀性液体当成饮料喝下，出现咽喉部黏膜化学性腐蚀伤。

如果不慎发生沸水咽喉烫伤或者误吞化学腐蚀性液体，应尽快送到有条件的医院进行处理。应密切注意有无呼吸困难，以免延误抢救时机。

耳鼻咽喉科常见外伤

儿童生性好动，外伤是常见的意外伤害。遇此情况，家长不要惊慌，首先要辨别外伤部位及伤情，注意患儿是否合并重要部位损伤，比如有无磕碰头部，以防延误治疗。

1.鼻外伤

鼻部外伤常见表现为鼻出血、鼻部皮肤损伤、鼻梁偏曲、一侧鼻背塌陷等，逐渐出现鼻部肿胀，有些患儿同时伴有双侧或一侧眼睑肿胀瘀血，呈青紫色，肿胀一般在10天左右逐渐消退。鼻出血一般为暂时性的，出血量不大，可自行停止。如遇出血量大，出血不止，家长应迅速就医予以止血。伤后如果皮肤完好，可用冰袋或冷毛巾等敷于鼻部，切忌按压、揉搓鼻部造成骨折加重；如皮肤破损出血，有条件的可先予以基本消毒包扎止血，再去医院就医，予以清创缝合。鼻部外伤常同时存在鼻骨骨折，所以对于存在明显外观异常或肿胀明显者，应于医院完善影像学评估，必要时予以鼻骨整复术，并宜在伤后两周内进行。

2.耳外伤

耳郭暴露于头颅两侧，在发生磕碰、车祸、坠跌等意外时易受外伤，挖耳有时可导致鼓膜外伤。

耳郭挫伤可表现为皮下瘀血、血肿，如无皮肤损伤，可予以冷敷后就诊，如血肿较大，应在严密消毒下穿刺抽血，局部加压包扎。耳郭撕裂伤应及早就医清创缝合。耳道流血提示外耳道皮肤损伤或伴有颞骨骨折、鼓膜破裂，应及时就医。此外，耳外伤还可出现耳鸣、眩晕、恶心、呕吐、走路不稳，这些提示有可能存在内耳外伤，应及时就医。

耳部的外伤骨折，有可能出现脑脊液漏，即脑脊液从骨折的缝隙里流至耳朵里，有的可通过鼓膜穿孔从耳道里流出来，这时切记不要随意塞耳，以免导致感染从缝隙进入颅内。应及时就医查找源头，并予抗生素预防感染。

3.咽喉部外伤

咽喉部外伤可分开放性和闭合性，开放性外伤多需紧急处理，尤其是存有活动出血、影响呼吸的开放外伤，更应及时就诊，以免延误病情；咽喉部闭合性外伤是指没有皮肤裂开的外伤，包括撞伤、挫伤、扭伤等，常因表现不典型而被忽略，但部分病人可以有隐匿皮下出血或是喉部肿胀，而在伤后一段时间出现呼吸困难、声音嘶哑的症状，不及时发现可引发危险。当出现咽喉部外伤时，应在外伤后及时就诊，进行诊断评估，了解一些潜在的风险，并密切观察病情变化。

（耳鼻咽喉头颈外科：张杰　王桂香　杨小健　张雪溪）

口腔科疫期
看病指南

都说牙疼不是病，疼起来真要命。疫情期间，孩子遇到牙疼、掉牙、牙外伤、口腔溃疡等口腔问题，到底要不要来医院呢？

疫期看牙有风险，急症来院急处理，能等的再等等，小毛病在家也能搞定。

疫期看牙有风险

牙科治疗过程中使用牙科手机，磨牙时手机高速旋转，会使冷却水和唾液等产生大量飞沫和气溶胶，增加交叉感染的概率。孩子在治疗过程中全程需要摘掉口罩，也就是处于无防护的状态。牙科治疗因为操作相对复杂，需要的暴露时间往往比较长，一般为20~30分钟。如果患儿哭闹或者不配合，更会相应地延长治疗时间，也就是无防护时间可能更长，因此交叉感染的概率会更大。

这些儿童牙病不能等

1.外伤

如果是从高处摔下，或者较大速度摔到硬物上，比较大的外力损伤，可能有意识、呼吸障碍，以及面部畸形、局部活动异常、张口受限等风险，建议尽早到医院检查。

患儿有明显皮肤或黏膜裂伤伴有活动出血，建议局部消毒包扎后到医院就诊。

患儿外伤容易伴有前牙外伤，牙齿明显松动、脱出、折断，建议到医院就诊。

2.急性牙疼

孩子牙齿无任何刺激而出现自发疼痛，口服止痛药物无法缓解，或者哭闹不止，影响睡眠及日常生活，应及时带患儿到医院就诊。

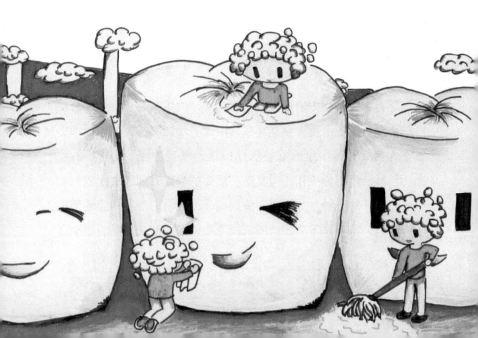

出现面部突然红肿，局部发烫，拒绝触碰，应及时带患儿到医院就诊。

3.感染

患儿面部明显肿胀，常见唇部、腮腺区、眶下及颌下位置皮肤出现明显红肿、皮温高、压痛，考虑有感染可能，建议及时到医院进一步检查。

疫期来院就诊，医生会对一些必须处理的急症进行尽量简单的处理，减少患儿的暴露时间。可以择期处理的疾病，可等疫情结束后再进行治疗。

这些口腔问题，先观察再就诊

1.牙齿发黄

牙齿发黄，有的是因为牙齿本身发育问题，有些是龋齿的早期表现，一般不影响孩子的进食及玩耍。每日睡前好好给孩子刷牙，不需要着急到医院看病，可以待疫情结束后，到医院进行常规检查。

2.牙齿掉渣

孩子的乳牙一块块往下掉，一般是因为龋齿的原因导致牙齿变软，吃硬东西或稍微碰一下时变软部分的牙质脱落。如果牙齿部分脱落没有导致孩子牙疼或影响孩子吃饭，可以先好好刷牙，吃软一些的食物，等疫情结束后，及时就诊检查并治疗牙齿。

3.牙龈起包

牙龈起包的情况多数是孩子牙齿以前有龋齿或者外伤以后慢性炎症形成的瘘管，多数情况没有疼痛，可以待疫情过后及时就诊。如有急性疼痛发作影响进食及睡眠，要及时带患儿到医院就诊。

4. 牙齿有洞塞牙

牙齿有洞塞牙，可以每次吃东西后用牙线剔牙缝，不要让食物残渣残留。尽量用另一侧咀嚼，尽量吃温凉食物，减少冷热对牙齿的刺激，或者可以使用口服止疼药物协助缓解不适。只要没有明显自发疼痛，都可以等疫情结束后尽快就诊。

5. 补牙材料掉落

首先减少患侧咀嚼，避免用患牙咬硬物，进食后采取刷牙、用牙线等方式保持口腔卫生，待疫情结束后再到医院检查，可视情况重新充填或采取其他治疗方案。

6. 新牙萌出，乳牙未脱落

如无明显松动，尽量咀嚼较硬的食物，使其自然脱落。脱落不了，待疫情结束后去医院拔除。非常松动时，可以等待自行脱落，不必担心因为晚拔1~2个月导致牙列不齐等情况。

7. 轻微外伤

如果是居家不慎摔倒、碰伤、轻微外力损伤，上唇系带轻微损伤或是裂伤无活动出血，可以观察；面部单纯擦伤，可以消毒，暂时观察。

8. 牙龈出血

如果出现进食牙龈出血或刷牙出血，可能与口腔卫生不佳或者局部食物嵌塞有关，注意刷牙时用软毛牙刷，用牙线协助去除嵌塞食物。可以辅助应用漱口水漱口控制牙龈炎症，待疫情结束后进一步检查。

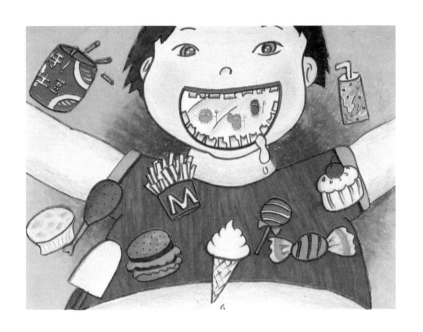

9.舌系带过短、发音不清、多生牙、唇腭裂等儿童常见颌面外科疾病

如无特殊情况可择期治疗。为避免交叉感染，可等疫情期结束后就诊，或是线上门诊咨询。

10.鹅口疮

鹅口疮发病往往跟口腔卫生状况以及孩子免疫状况有关。多数患儿无疼痛，如果范围不大，不影响进食，可择期治疗。如果孩子爱吃手或者咬玩具，注意一下手和玩具的清洁。疫情期间如无症状加重，可以自行观察，不要乱用抗生素。也可通过线上问诊的方式将图片发给医生帮助诊断；或者家长拍图片带到医院，让医生帮助诊断，必要时开具药物进行处理。

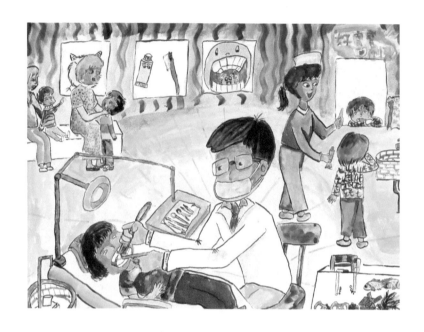

11.口腔溃疡

如果口腔溃疡是单个溃疡，一般是普通的复发性溃疡，多数7天左右可以自愈，可以不用到医院就诊，或者自行应用促进溃疡愈合的药物，如表皮生长因子、康复新液等促进愈合。如果溃疡是较为深大且时间较长没有愈合，可以到医院进行进一步检查。如果溃疡伴有发热的情况，孩子精神差，病情可能相对比较复杂，建议到医院就诊。

溃疡患儿护理：如果排除严重疾病，口腔牙龈红肿或者溃疡，需要注意患儿饮食尽量清淡，进食食物不要太烫，可以进食室温或者稍凉一些的食物，减少疼痛感。

12.口腔正畸治疗中注意事项

为避免交叉感染，建议患者可以延长复诊时间。偶尔的延期复诊只会在一定程度上延长治疗时间，一般对正畸治疗不会产生非常大的影响。在家期间，一定注意口腔卫生的保持；避免啃咬硬食，注意保护矫正器；挂牵引皮筋的患者，除认真挂皮筋外，也要注意手卫生，做到勤洗手，每次挂皮筋前要洗手。

13.戴固定矫正器患儿的注意事项

出现以下情况，可以尝试按照以下方法自行解决。如出现无法解决的情况，需及时与主治医师沟通商量解决。

● 固定矫正器钢丝滑出的居家应急处理

钢丝滑出：钢丝在矫正器槽沟里滑动，从一侧末端滑出，可能导致末端长而扎嘴。

解决办法：（1）使用小镊子或小钳子将钢丝拉向对侧；（2）使用嚼碎的口香糖或正畸保护蜡包裹在钢丝末端，保护黏膜不受伤害。

● 固定矫正器结扎丝扎嘴的居家应急处理

解决办法：用筷子头或铅笔头将翘起的钢丝压平。

● 固定矫正器托槽松动脱落居家应急处理

解决办法：（1）如不扎嘴，或完全掉下来，暂时不做处理，需保留好脱落的托槽；（2）如边缘扎嘴，可用正畸蜡将托槽包裹并暂时固定在牙面上，等待复诊时再做处理。

14.戴隐形矫正器患儿的注意事项

矫正器数量不足：如短期内无法复诊，可延长每副牙套戴用时间，或停留在当前牙套，注意保护，避免损坏。

附件脱落：如不影响矫正器摘戴，可继续戴用矫正器，但每副戴用时间延长一倍。

矫正器边缘压迫牙龈或磨嘴：可尝试用指甲剪或小的剪刀稍

微少量修剪局部边缘。

矫正器损坏或丢失：可直接戴下一副牙套。

一定注意在佩戴牙套期间，不要喝热水及带颜色的饮料，认真咬咬胶。

总之，出现问题，可先根据平时的经验进行处理，如仍无法解决，需及时与主治医师沟通商量解决。

这些口腔卫生好习惯，宅家期间要做好

（1）控制孩子进食零食和甜食的频率，减少进食的次数，尽量不要持续性吃东西。

（2）尽量少吃饼干之类精细黏稠含糖量高的食物，少喝饮料，尤其是碳酸饮料，可以多吃点儿蔬菜水果。

（3）吃饭后或吃零食后及时漱口。

（4）每天至少刷牙两次，每次至少3分钟，鼓励使用含氟牙膏。

（5）学习并习惯使用牙线清理牙间隙残存的食物。

（6）提高安全意识，避免意外伤害。长时间居家隔离，注意孩子的焦躁情绪。儿童天性好动但自我控制力差，尤其是低龄儿童，尚不具备正确的风险意识，且精力旺盛、探索欲强，运动过程中容易与家具、门把手等硬物发生磕碰，可能会造成颌面部外伤，以及牙齿折断、松动和脱落等，居家要做好防护，尽量减少意外伤害发生。疫情期间家中各种消毒的物品或液体，注意不要放在儿童容易抓取的地方，防止因为误食造成一定损伤。

（口腔科：于国霞　杜辉　张志苓　王新刚）

居家"小神兽"，磕着碰着这样处理

活泼好动是孩子的天性。虽然目前孩子大多在家中玩耍，但仍然难免会出现小小意外。磕着、碰着、烫着、摔着，到底冷敷还是热敷？抹酱油还是抹药膏？去医院还是不去医院？……

擦破点儿皮，只是看上去可怕

擦伤就是通常说的"擦破点儿皮"，即皮肤外层被擦掉，创面有少许渗血。擦伤虽然看上去比较可怕，但实际损伤不大，多可在家自行处理。

小的擦伤单纯用医用酒精或碘伏消毒即可，无须纱布等覆盖。如果家里有眼药膏，可涂抹于患处（这种情况下应先用酒精或生理盐水处理创面）。

如果擦伤面积大且脏，先用流动水冲，再用肥皂水清洗创面，然后用凉白开水（也可用瓶装纯净水或矿泉水）将创面上的

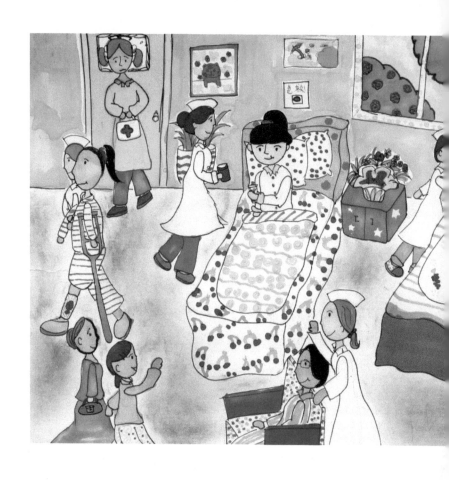

肥皂水冲洗干净，最后用酒精或碘伏消毒创面。

青包，要先冷敷后热敷

　　挫伤即称"血肿"，俗称"青包"。受伤后从外表看皮肤是完整的，主要是皮下的软组织损伤。同擦伤一样，挫伤也多可在家里自行处理。

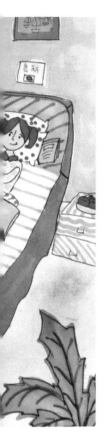

伤后早期冷处理，即用干净毛巾包裹冷的东西（如冰箱里的袋装牛奶等）局部外敷，24小时后改为热敷，促进血肿吸收。如果挫伤合并少许擦伤，可先处理擦伤，然后冷敷，冷敷后再消毒一下即可。

磕破了个口子，要上医院

裂伤即常说的"磕破了个口子"，伤口较深，皮肤全层裂开。裂伤必须到医院缝合处理。

小儿头皮血管丰富，一旦有裂伤，常常血流如注，即使伤口不大，也会来个血染满头。看到较多出血，家长不要手忙脚乱，先查看一下伤口情况，用无菌纱布覆盖压迫止血，同时前往医院缝合处理。

矮矮的地方，也会造成坠落伤

从高处坠落也是儿童较常见的外伤之一。严重的高空坠落伤，预防是重点，如高层家庭窗户和阳台要安装防护栏，注意家中楼梯护栏间隔等。

普通的居家活动（带楼层的别墅除外）导致的坠落伤，对大年龄儿童很少会造成严重伤害；但如果是小婴儿，不管是从多高的地方坠落，家长都要密切观察。

头部血肿的处理可参照前文提及的挫伤，先冷敷，后热敷即可。对大年龄儿童，可询问其有无恶心、头痛、头晕、想睡觉等不适感；对婴幼儿，则需密切观察其有无呕吐、食欲不好、精神不佳、老想睡觉或烦躁不安。简而言之，就是孩子是否出现与伤前不同的表现，如果有，则应立即去医院就诊。

烫伤处理，三个"雷"不要踩

家庭内的烫伤多是家长安全意识不足所引起，因此预防是重中之重。家中的暖瓶、热水杯，刚做好的饭菜、汤要放到孩子不能碰到的地方；厨房门口要安装防护栏，禁止幼儿进入；洗澡时应先放冷水，再放热水，水温一般控制在40℃左右。

一旦发生烫伤，首先用冷水冲洗（或冷水浸泡）烫伤部位10～30分钟，其次剪开衣裤（雷区一：千万不要撕脱衣裤，以防更大面积的损伤），查看创面情况，进行相应处理。

小面积烫伤可以用生理盐水冲洗或擦拭后，涂抹烧伤膏。如果创面有少许表皮破损，可先涂抹莫匹罗星3～5天，然后再涂烧伤膏。万万不可以在伤处乱涂东西（雷区二：姥姥奶奶说的盐、牙膏、酱油等统统不要抹）。另需谨记的是，水疱千万不要自行挑破（雷区三：忍住，说不挑就不挑）。

如果烫伤面积大，需要送医院处理，则用干净毛巾包裹冷东西（如冰块等），冷处理的同时送医院进一步治疗。伤后早期的持续冷处理，不但可以明显缓解孩子疼痛，而且可以有效减轻热损伤。

烫伤分为Ⅰ～Ⅲ度，其中Ⅱ度又分为浅Ⅱ度及深Ⅱ度。Ⅰ度及浅Ⅱ度烫伤很少留疤痕。烫伤的严重度除了和烫伤皮肤深浅有关外，还和烫伤面积大小密切相关。一般超过5%的烫伤面积，

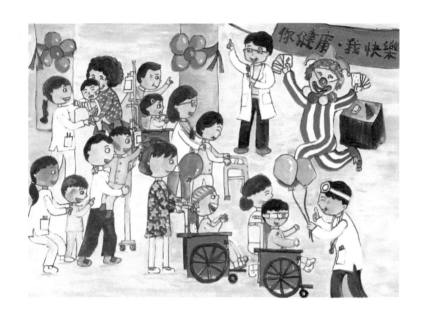

就需要住院治疗。

　　家长如何判断烫伤面积呢？最简单的方法是用孩子手，一个并拢小手的面积就是1%。Ⅰ度烫伤（如日晒伤）是不记在烫伤面积上的。

　　守护孩子的健康是家长和医生共同的责任，重要的事情说三遍：意外伤，预防第一、预防第一、预防第一！

（急诊科：刘婷婷）

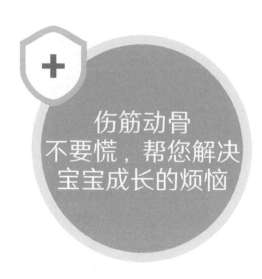

伤筋动骨
不要慌，帮您解决
宝宝成长的烦恼

这个特殊的假期，为了增进亲子感情、强身健体，不少家长都会在家中和孩子做些互动的小游戏，享受美好的亲子时光。然而美妙的旋律中难免会有不和谐的音符出现，孩子不小心突然受伤，或是一觉醒来脖子突然不能动了，又或是上午还好好的，下午突然就一瘸一拐了……孩子筋骨的问题是家长最担心的，也是最手足无措的。别急，现在就为您——解答这些问题。

在家和孩子做游戏，孩子不小心拉伤了胳膊该怎么办

如果因为在游戏中家长用力拉拽孩子胳膊导致损伤，先不要慌，我们首先应当尽量安抚孩子，消除孩子的紧张和焦虑，并及时询问陪孩子做游戏的家长当时的具体情况，以及拉拽的大致力度。待孩子情绪稍微缓和后，可让孩子缓慢地做肘关节的屈伸运动和前臂（小臂）的旋转运动。如果活动完全正常且无明显疼

痛，则可让孩子逐渐增大活动的范围及幅度并多次活动。如果仍能顺利完成，就表示孩子的胳膊没有严重损伤，此时仅需再仔细查看一下孩子的胳膊有无肿胀或压痛即可。

轻度的肿胀及压痛可以在家采用冷敷（需掌握正确的方法，避免造成冻伤）及外用药物简单处理（在医生指导下用药）。如果肿胀、压痛比较严重，孩子明确表示不能完成上述动作或活动过程中疼痛、哭闹明显，则需及时终止自行检查，用围巾及杂志等物品对孩子的胳膊进行简易固定。如果不会简易固定，让受伤胳膊自然下垂避免触碰即可，并尽快带孩子去附近儿童医院骨科门急诊就诊，同时做好孩子和家长的个人防护。

孩子在锻炼及玩耍时不慎跌倒，有可能造成骨折吗

孩子在活动的时候意外跌倒，这种情况往往在所难免。如果跌倒后孩子不能自行爬起，不能站立及坐立，或明确表示身体某个部位剧烈疼痛不能正常活动，则要考虑到孩子很有可能发生了骨折。

怀疑孩子骨折了，下一步该怎么处理

如果怀疑孩子意外损伤导致骨折，我们首先应当安抚孩子并询问具体的损伤部位，待孩子情绪稍微缓和后可对损伤部位进行大致的检查。

首先，帮孩子轻柔地脱去局部的衣物，了解损伤局部有无明显的伤口。如果有伤口且出血不止，需要借助身边现有的物品对

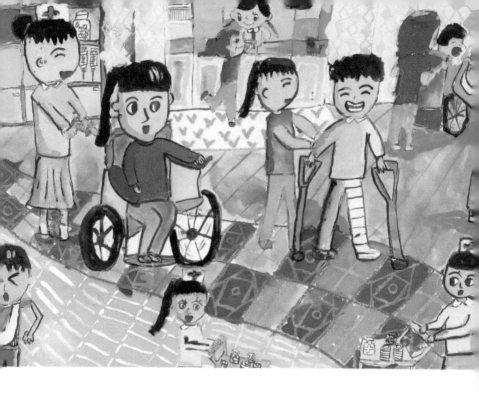

其进行简易包扎及止血，记录处理时间。

其次，用简易固定装置对受伤肢体进行初步固定（杂志、硬纸板、木棍、木板等），并将孩子及时送往附近儿童医院骨科门急诊就诊。对于头颈部、躯干或骨盆受伤，无法自行搬运的患儿，需要及时拨打120或999，待专业急救人员携带专用设备进行转运。转运过程中需要注意避免二次外伤，将早期处理过程详细告知急救人员、医院门诊或急诊的医生。

一觉醒来，孩子脖子突然不能动了是怎么回事

在接诊过程中，医生常常会遇到孩子睡醒一觉或轻微扭动后脖子突然不能动了的情况。根据老百姓口口相传的"经验"，

家长们往往以为是孩子发生了"落枕"，有的家长可能会用手揉捏甚至是使用擀面杖来帮助孩子"治疗"，其实这是一个很大的误区。

这种情况在儿童中很常见，很多都是由于一种叫作"寰枢椎旋转半脱位"的疾病导致的，它的出现大多是由于孩子近期出现过咽喉部等呼吸道感染，感染侵犯到邻近的颈椎附近韧带及软组织，影响到了颈椎的稳定性，导致一、二节颈椎位置改变及脖子歪斜、颈椎周围肌肉痉挛，进而出现颈部疼痛及不能活动等症状。

治疗上首先要治疗病因，也就是治疗咽喉部等呼吸系统的炎症。颈部疼痛及活动受限严重的孩子，可到附近儿童医院骨科门急诊就诊，佩戴颈托予以制动保护，避免剧烈体育活动，平卧位休息时不枕枕头。经过这些保守治疗，患儿症状往往会在两周之内得到明显的好转。对于经过上述治疗两周无明显缓解的孩子，需要到医院进一步就诊。

近期在线上课较多，会对身体发育造成影响吗

疫情期间，很多孩子都在上线上课程。随着孩子在线课程时间的延长，家长们开始担心长时间坐在屏幕前上网络课，是否会对孩子的发育造成影响。

其实这种担忧大可不必。虽然网络课程与传统的课堂面授一样，都需要孩子长时间坐立并保持注意力高度集中，但只要为孩子选择一套合适的桌椅，并让孩子在上课期间保持正确的坐姿，就不用担心会对孩子的发育造成影响。桌椅建议选择质量经

过国家认证的儿童专用桌椅，并详细按照说明，根据孩子的年龄及身高及时进行调整。上课时，孩子要根据老师要求，采取正确的阅读及书写姿势。课间要充分休息，课余时间进行科学的室内体育锻炼。除此之外，还要注意用眼卫生，注意保护视力，劳逸结合。

孩子走路突然一瘸一拐是什么问题

有些孩子会突然出现走路一瘸一拐的问题，面对突如其来的状况，很多家长会特别担心。我们首先要了解孩子的状况，询问孩子或当时在场的家长，孩子在这之前有没有发生意外磕碰或摔倒，在了解清楚状况后，有针对性地处理：

（1）如果受伤过程很明确，我们就要判断损伤的程度，轻度损伤可以在家自行处理（可参考上肢拉伤的自行处理）。

（2）如果损伤部位肿胀、疼痛明显，活动受限，则需尽快至附近医院骨科门急诊就诊。

（3）如果孩子在这之前没有发生任何意外磕碰或摔倒，也没有具体的疼痛或肿胀部位，卧床、坐立等下肢不负重情况下，下肢活动良好，只有站立行走或奔跑时出现一瘸一拐的现象，则有可能是一过性滑膜炎的表现，如果近期孩子有过呼吸道等感染病史，则可能性更大。这种情况的早期治疗，可以选择免负重制动休息（不下地行走或跑跳）。很多孩子的上述症状在1周内就消失或缓解了。如果症状一直没有什么改善，甚至逐渐出现下肢的肿胀或无力，则需尽快到附近儿童医院就诊。

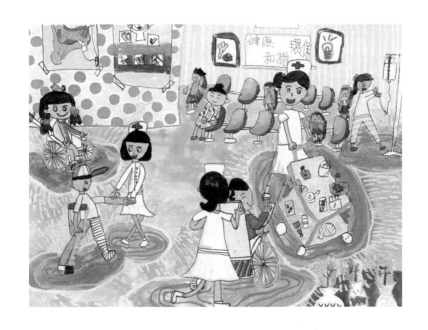

孩子晚上总说腿疼是怎么回事

很多8岁以内的儿童一到晚上，尤其是睡觉前后，就会出现腿疼的问题，有时甚至会因为疼痛而从睡梦中惊醒。疼痛的部位通常因人而异，多发于膝关节及其周围，每次持续时间不长，一般在5～30分钟。孩子喜欢让家长帮他按揉，之后疼痛就缓解了，丝毫不影响第二天的跑跳和玩耍。而且发病无规律，有时比较频繁出现，有时又许久不犯一次。这种情况在临床上往往被称作"生长痛"。

其实"生长痛"的原因并不明确，多数学者认为它的出现主要是因为儿童在生长的过程中，由于骨骼、肌肉、韧带之间生长

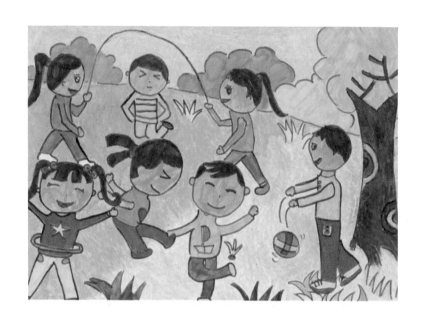

不协调而出现的一种异样的感觉，而非真正的疼痛。这种感觉往往会使孩子烦躁不安，甚至反复哭闹。"生长痛"本身不需要特殊的治疗，在频繁发作的阶段，适度控制日间活动量，注意营养摄入即可。

除此之外，要注意观察孩子腿疼是否逐渐加重，出现频率是否增加。如疼痛规律及性质有变化，需要到儿童医院骨科门诊就诊，排除其他相关疾病，以免延误诊治。

（骨科：范竟一）

常见儿童皮肤病防护

冬去春来，宝贝的皮肤似乎也进入了"换季模式"：干燥起皮、斑斑点点、疙疙瘩瘩，各种痒各种挠……看起来都长一个样的皮肤问题，在医生眼里可有着天壤之别！如何预防常见的儿童皮肤病？怎么分辨孩子的皮肤问题？特殊时期怎样处理？什么情况下需要及时去医院就诊？……

下面梳理了一些常见儿童皮肤疾病的小知识，帮助缓解宝宝皮肤问题，一起学起来吧。

防护永远排第一

记好10字箴言："洗不能过度，润不能不足。"

皮肤是保护人体的第一道屏障，起到抵御外环境刺激、保护内环境稳定的重要作用，就像我们的房子一样，能让我们不受风吹雨打。我们也经常用"砖墙结构"来形容我们的皮肤屏障结构，其中"砖"就是我们皮肤最外层角质层的细胞——角质形成细胞，这些砖块简单地堆在一起是不行的，还需要灰浆把它们牢固地砌在一起。同样的道理，皮肤角质形成细胞之间，也有一些类似灰浆的物质，就是我们说的脂质成分。细胞和脂质成分紧密地结合在一起，就形成了一个皮肤的屏障结构。

宝宝的皮肤结构在出生时并没有发育成熟，而是之后逐渐完善的。这些角质形成细胞特别小，只有我们大人的三分之一左右，厚度也比成人薄。除此之外，皮肤脂质的分泌量，只有在出生后的第一周和我们大人分泌的一样多，以后逐渐减少，直到青春期，也是开始长青春痘的时候，才会达到分泌量的高峰。因此，儿童的皮肤"砖墙结构"屏障功能弱，容易受外界环境的刺

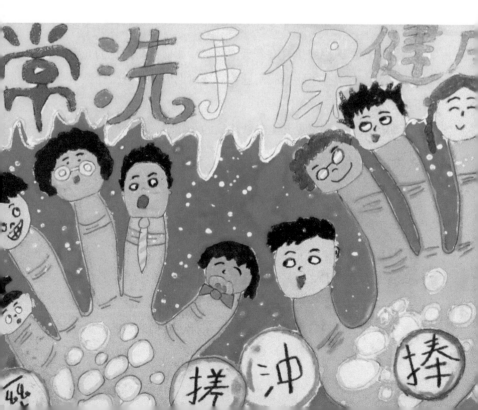

激，变得干燥。同时爸爸妈妈皮肤比较干燥的，小宝宝的皮肤也会比较干燥，也就是受一定的遗传因素影响。

因此我们要适当减少洗的次数，增加使用保湿润肤剂的量，或者至少维持二者的平衡。疫情期间注意清洁卫生是重要的，但不能过度清洁！过度清洁，往往会造成皮肤脂质成分的流失，屏障功能也就会随之变弱，反而更容易受外界环境的刺激。因此，洗和护要平衡，小宝宝本来就没有发育成熟的皮肤屏障结构，更是需要注重保湿润肤，注重护理。

关于洗，建议小婴儿可盆浴，能站立行走后即可以淋浴为主，需要清洁的部位主要是颈部、腋下、腹股沟等皮肤皱褶位置。洗澡水温不应过高，32℃～37℃为宜（天热32℃～35℃，天冷37℃左右）；时间不宜过长，控制在5分钟左右；沐浴液尽量选择不含碱性皂基的温和产品；使用后清水冲净，避免用力摩擦；浴后用柔软的纯棉毛巾轻轻拭干皮肤。

关于润肤剂的使用，最好在浴后5～10分钟内全身应用，每天至少一到两次，在容易干燥的部位，可适当增加次数及使用的量。选用低敏、不含香精和容易致敏的防腐剂的润肤剂较为安全，家长根据宝宝使用后的皮肤情况选择适合自己宝宝的品牌。一般冬季适合用油性较大、较厚重的润肤霜或润肤膏，夏季则选择清淡一些的乳液或者润肤露。

一般情况下，大部分常见的皮肤病是可以通过改善日常生活习惯预防和减轻的，而日常生活习惯中，对预防皮肤疾病最重要的莫过于皮肤的保湿滋润。疫情期间，让我们和宝宝一起养成润肤的好习惯吧！

湿疹/特应性皮炎

1.特应性皮炎是什么呢？和湿疹有什么关系

湿疹和特应性皮炎有着丝丝缕缕的区别和联系，我们可以简单地理解：湿疹的范围比较大，是给目前无法明确病因的皮炎的一个暂时诊断；而特应性皮炎是指有特应性体质的湿疹，"特应性"的意思是除了湿疹的表现之外，会在不同年龄阶段出现其他过敏性疾病，比如过敏性鼻炎、过敏性哮喘、对异种蛋白过敏等。

2.如何判断孩子患的是否是湿疹或特应性皮炎，它们有何表现

湿疹或特应性皮炎在不同年龄段，有不同的表现。

婴幼儿期（出生～2岁）：初发皮损为面颊部瘙痒性红斑，继而在红斑基础上出现针尖大小的丘疹、丘疱疹，密集成片，皮损呈多形性，边界不清，搔抓、摩擦后很快形成糜烂、渗出和结痂等，皮损可迅速扩展至其他部位（如头皮、额、颈、腕及四肢伸侧等）。患儿因瘙痒常烦躁伴哭闹不安，以至影响睡眠。

儿童期（2～12岁）：多在婴儿期缓解1～2年后发生并逐渐加重，少数自婴儿期延续发生。皮损累及四肢屈侧或伸侧，肘窝和腘窝最容易出现皮损，其次为眼睑、颜面和颈部。皮损常伴抓痕等继发皮损，久之形成苔藓样变（皮革样增厚，纹理粗糙）。此期瘙痒仍很剧烈，形成"瘙痒—搔抓—瘙痒"的恶性循环。

青少年与成人期（12岁以上）：指12岁以后青少年期及成人阶段，可以从儿童期发展而来或直接发生。皮损常表现为局限性苔藓样变，有时可呈急性、亚急性湿疹样改变，部分患者皮损表现为泛发性干燥丘疹。瘙痒剧烈，搔抓出现血痂、鳞屑及色素沉着等继发皮损。

3.要如何处理呢？外用激素，是否如洪水猛兽

比较轻的湿疹，如只是轻微红斑和一些鳞屑，通过加强保湿润肤就可基本缓解；中到重度的湿疹，需要根据情况在医生指导下选用一些外用药物治疗，主要就是外用糖皮质激素。

目前外用糖皮质激素几乎是湿疹患儿的家庭常备药，但是由于"激素恐惧"，很多妈妈都"备着不用"，其实大家不必"谈激素色变"。我们治疗湿疹的激素是糖皮质激素的外用制剂，浓度一般较低，就算我们把一整支药都用完，激素的含量也很少，而且皮肤并不能完全吸收，所以是相对安全的。湿疹的治疗也是阶段性外用，主要的目标是迅速充分缓解炎症及瘙痒，缓解后加强润肤，减少复发的次数。建议在医生的指导下，根据孩子的严重程度选择适当的强度、适当的浓度合理使用。

4.如何判断严重程度

下面这个比较简单的评估问卷（Patient Orient Eczema Measure，POEM评分），可以供家长们使用，通过打分的方法来评估孩子的皮肤问题的严重程度。对于轻、中度的情况，父母可以通过每日润肤和在医生指导下外用激素缓解（如丁酸氢化可的松、糠酸莫米松等）；对于重度和极重度的情况，可酌情到医院寻求帮助。

请您根据孩子的情况选择每个问题的频率，每个频率对应相应的分值，频率越高，分值越大。请在对应的框里填写相应的分值。

相应分值 评估问题	没有出现 0分	1~2天 1分	3~4天 2分	5~6天 3分	几乎每天 4分
1.在过去一周里，孩子因为特应性皮炎/湿疹而感到瘙痒的情况有几天？					
2.在过去一周里，有几个晚上孩子因为特应性皮炎/湿疹而影响了睡眠？					
3.在过去一周里，孩子因为特应性皮炎/湿疹而皮肤出血的情况有几天？					
4.在过去一周里，孩子皮肤因为特应性皮炎/湿疹而会有渗出或出现清亮的液体的情况有几天？					
5.在过去一周里，孩子皮肤因为特应性皮炎/湿疹而出现裂缝的情况有几天？					
6.在过去一周里，孩子皮肤因为特应性皮炎/湿疹而出现皮肤剥脱的情况有几天？					
7.在过去一周里，孩子皮肤因为特应性皮炎/湿疹而干燥或粗糙的情况有几天？					

自评总分选择（将7个问题的得分相加，即为POEM家长自评的总分，为0~28分。可以根据这个评分来评估您的孩子的特应性皮炎/湿疹严重程度），请根据您的总分，在对应的框里打"√"

0~2分 已控制或基本控制	3~7分 轻度	8~16分 中度	17~24分 重度	25~28分 极重度

5.宝宝湿疹/特应性皮炎总是反反复复，抹药就好，不抹药就坏，有什么好办法吗

首先我们要知道湿疹是慢性病，本身就存在复发的情况，比如日常护肤做得不好、接触了潜在刺激物等。其次，大多数家长由于过分担心激素的副作用，见好点儿，就把激素停了，并没有用够剂量，皮疹并没有达到完全缓解。

其实，湿疹的皮疹就类似着火了一样，已经着了，我们就要迅速灭火，灭火的水还要足够多，而且要彻底地把火扑灭，否则等一等等一等，火就越来越大了（皮疹越来越严重了）。当我们把湿疹治疗好以后，就需要坚持皮肤护理，减少疾病的复发。

6.怎样做皮肤护理呢？怎样选择保湿润肤剂

皮肤护理是湿疹长期治疗管理的关键，父母可以从以下几方面来做：

（1）保湿润肤剂使用需要规律：建议每日1～2次全身使用，浴后3～5分钟是使用保湿护肤品的最佳时间，可使皮肤达到最佳的水合状态。洗浴时不宜频繁使用浴液，水温不宜过高，36℃～38℃为宜，避免机械性搓澡，浴后用棉质毛巾轻轻擦干。

（2）保湿润肤剂的使用需要足量：国外有研究提出对中重度特应性皮炎/湿疹患儿，润肤剂的使用量需要达到2～4周，使用400～500克才能达到润肤的效果。并且，随着患儿年龄增大，体表面积逐渐增加，使用润肤剂的量也需要逐渐增加。

（3）保湿润肤剂的选择需要综合考虑特应性皮炎/湿疹患儿个体差异、皮肤状态、季节、气候等因素，有多种剂型，可根据不同季节选择相应剂型：干燥的冬季用油性较大的润肤膏，春季和秋季用润肤霜，夏季用清爽的润肤露比较合适。

还有一点需要提醒大家，大家可选的保湿润肤剂品牌很多，要结合患儿的皮肤状态及时调整。如果您不清楚哪种最适合您的孩子，我们有一个小窍门教给大家：进行简单的自身对照试验，您可以在患儿肢体一侧用A种保湿润肤剂，另一侧用B种，一段时间后您可以对比两侧肢体的情况，来选择更适合孩子的润肤剂。

有研究显示，坚持长期使用保湿润肤剂修复、维持皮肤屏障功能，可减少特应性皮炎/湿疹复发和加重的次数，进而减少外用糖皮质激素的用量，所以父母千万不要"吝啬"。

尿布皮炎

1.宝宝的小屁屁红了，是对纸尿裤过敏吗

这是得了尿布皮炎，简单理解是尿布区皮肤发生了炎症改变。尿布皮炎并非对纸尿裤过敏，主要是由于宝宝皮肤结构和功能发育不完善，局部皮肤屏障功能弱，在尿便、汗液刺激和护理不当的情况下（如纸尿裤更换不及时，局部形成了湿包裹的环境）出现的炎症表现。

2.怎么处理尿布皮炎

尿布皮炎一般不会很严重，父母基本能自行处理。尿布皮炎症状较轻时，通过及时清理尿便，适当晾一晾小屁屁，同时加强皮肤护理，即可缓解症状。比如每次尿/便后使用含有氧化锌或凡士林的润肤霜，就可以在宝宝皮肤表面形成一层脂膜，以减少尿布摩擦、隔离尿便和其他刺激。炎症明显时，直观的表现也就是患处红得明显，在医生指导下，可外用弱效激素如丁酸氢化可的松抑制炎症，同时外用抗生素如莫匹罗星控制感染。

需要提醒的是，如果宝宝尿布皮炎出现前存在排便次数异常多、便质稀薄、气味异常等情况，可能提示存在消化系统疾病，需到专科咨询或就诊，否则严重时可能出现脱水、电解质紊乱等情况。

汗疱疹

1.宝贝最近手心、手指缝总痒，有些小水疱，还脱皮了，是不是传染上"脚气"了

这是我们常说的汗疱疹，又名"出汗不良性湿疹"，是一种发生于手心、脚心、指（趾）间或指末端皮肤的复发性湿疹，与患儿多汗的体质有关，也常常有遗传倾向。发病多见于季节交替时，以冬春、春夏交替时为最。

有的患儿可能毫无感觉，只发现手心或脚心有细小的脱皮。有的初期表现为小米粒大小、半球形水疱，略高出皮肤，几个或成群出现，水疱疱液清亮，有时小疱反复摩擦可变大，没有红晕及化脓等表现，2～3周内可自行吸收干涸，以后即脱皮，露出粉红色薄而嫩的新生上皮，皮肤薄嫩处会有些疼痛，严重时整个手掌都可脱皮。但也有相当一部分原因是宝宝"淘气"不停撕拉死皮，引起脱皮面积增大，有的患儿会有瘙痒或灼热感。

2.出现这种情况以后应该怎么处理

出现汗疱疹后，可在晚餐时尽量少摄入高蛋白、高脂肪的食物，适当运动，避免手足多汗；疫情期间注意手卫生，但避免过度清洁，清洁后及时大量地擦含有凡士林成分的护手霜；减少接触肥皂、洗衣液等洗涤剂；少玩肥皂泡、橡皮泥、沙土、蜡笔、水彩颜料及化学品。

根据室内温度及时给孩子增减衣物，尤其不要穿袖子过长过紧的衣物、过厚的鞋子，保持手足干燥凉爽，可以大大降低本病的发生率。在医生指导下，早期水疱外用曲安奈德益康唑乳膏；瘙痒明显的患儿可外用糖皮质激素，如糠酸莫米松乳膏；干燥脱屑者可外用多磺酸粘多糖乳膏或5%水杨酸软膏，最后再涂抹大剂量护手霜。

摩擦性苔藓样疹

1.宝宝手背、手腕上出现很多小红疹，痒得厉害，是得了手足口吗

这种情况是我们常见的摩擦性苔藓样疹，也就是"沙土皮炎"。这是一种好发于手背、前臂及肘膝部的皮炎，主要表现为正常皮色、淡红色小丘疹，逐渐向其他部位扩散，严重时泛发全身，对称分布，瘙痒明显。该病病因不明，主要与非特异性机械性摩擦刺激有关，如玩弄泥沙、反复摩擦或与冷水接触刺激等。

在疫情期间，宝宝在家免不了接触太空沙、毛绒玩具等，有

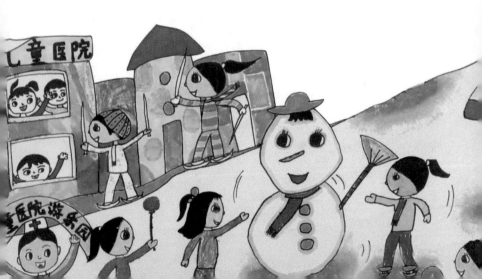

些父母会特别注意孩子的手卫生，频繁地给宝宝洗手，再加上宝宝的天性都喜欢戏水，往往洗起来就停不下来，所以这个本来在夏天高发的疾病，也可能悄然而至。

2.怎样缓解？是否需要去医院就诊

这种疾病一般有自限性，但周期长达4~8周，所以家长早期自行处理，对于避免继发全身性自敏性皮炎的发生很重要。

提醒各位家长，疫情期间注意手卫生、勤洗手是对的，但不能只注重洗，也要注意护理。洗完手之后要多擦保湿润肤剂，就可以避免这种情况出现了。在宝宝接触太空沙、毛绒玩具之前，给宝宝的双手涂抹适量的润肤霜，同时适当控制游戏时间。

在医生指导下，早期皮疹出现时可外用激素软膏，如糠酸莫米松、丁酸氢化可的松等，皮损泛发、瘙痒严重的宝宝可口服抗组胺药物，如西替利嗪、氯雷他定等。

荨麻疹

1.宝宝突然起了一大片红疹，痒得厉害，越挠越多，过一阵子又没了，是什么情况？

这种突然发生水肿性红斑、苍白色风团，小的类似被蚊子叮了一口，大的就融合成片，瘙痒明显，多数于数小时内自行消退，消退后局部无痕迹，这种情况是荨麻疹，就是老百姓俗称的"风疹块""风疙瘩"。这里的"风"并不是说这个病不能受风，而是形容皮疹时起时消、此起彼伏的特点。

2.是不是宝贝对什么过敏了？能否查过敏原

儿童荨麻疹的起病原因常常是感染，尤其是年龄较小的宝宝。医生接诊时经常会遇到有些家长焦急地想查过敏原，在这里提醒大家，如果您的宝宝近期有上呼吸道感染、发热、腹泻等感染性疾病，在这之后或同时出现荨麻疹，那就需要积极寻找感染的原因，及时对症处理。

3.家长在家如何处理

若患儿体温正常，且无其他不适表现，在明确诊断荨麻疹的情况下，可以自行口服抗组胺药，如西替利嗪或氯雷他定。若患儿伴随发热、急性腹痛、手足肿胀及喘憋时，需及时就诊。

血管瘤

1.婴儿血管瘤是什么? 是否会自行消退

宝宝生下来就有一块红色胎记，满月之后变厚变大了。"红色胎记"会快速增大增厚，边界比较清晰，表面光滑，呈"草莓状外观"，这是我们常见的婴儿血管瘤。血管瘤在宝宝1岁之前都会快速增长，其中增长最快的年龄是出生后6个月之内，1岁以后血管瘤逐渐停止生长，最终血管瘤消退的年龄因人而异。根据目前的统计，大部分宝宝在5～10岁完成消退。

很多家长担心血管瘤破溃，并出现流血不止的情况。其实这种担心是不必要的。首先大部分血管瘤破溃的概率和正常皮肤差不多；其次如果瘤体真的破了，只需要像处理普通伤口一样，按压止血，对症抗感染就可以了。如果出现流血不止的情况，要到医院做相关的血液系统检查，如血小板、凝血功能等。

2.血管瘤需要治疗吗

虽然血管瘤可以自然消退，但有一部分瘤体还是需要治疗的。

一般我们按照血管瘤累及的部位和面积不同，将血管瘤分为高、中、低3个风险等级，根据风险等级来制订治疗计划。

高风险等级血管瘤包括： ①面部、腰骶部及会阴区节段型血管瘤>5厘米；②明显隆起皮肤表面的面部非节段型大面积血管瘤；③早期有白色色素减退的血管瘤；④面中部血管瘤；⑤眼周、鼻周及口周血管瘤。

中风险等级血管瘤包括： ①面部两侧、头皮、手、足血管瘤；②躯体皱褶部位血管瘤（颈、会阴、腋下）；③位于躯干、四肢的节段型血管瘤>5厘米。

低风险血管瘤包括： 位于躯干、四肢部位的局限性血管瘤或节段型血管瘤<5厘米。

如果宝宝得了血管瘤，家长可先根据风险级别初步做出判断，如果是高、中风险等级的血管瘤，一定要尽早到医院就诊。对于低风险等级血管瘤，则不用着急，可选择等待观察、外用药物或激光治疗。如果家长无法判断宝宝血管瘤的风险等级，那就尽早到医院就诊，以免耽误最佳治疗时机。

另外，提醒大家：有些家长认为血管瘤的治疗属于"美容性质"的治疗，其实不是这样的。举几个例子来说明，如位于颈部气道周围的血管瘤，如果快速生长，可能会造成气道阻塞，引起窒息，危及宝宝的生命；如位于眼周围的血管瘤有可能影响宝宝视力的发育；位于鼻部的血管瘤可能会引起鼻外形的损害。正是由于不同风险等级的血管瘤存在不同的影响，所以血管瘤的治疗存在个体差异，也不是简单的"美容性质"的治疗。

（皮肤科：马琳　田晶）

疫期宅家，
哮喘娃复查怎么办？
学会居家护理
很重要

　　8岁的小学生亮亮被确诊患有支气管哮喘将近1年了，经过规范治疗和坚持每2～3个月定期复查，孩子的咳喘发作减少了，原先一到晚上就咳不停无法安睡的情形再也没有使曾经为此而揪心的爸妈一筹莫展了，原先上学"免体"也彻底摘了帽。虽然今年初亮亮不幸中招"甲流"高热了3天，但也没有像从前那样一发热就咳喘不止。亮亮的"甲流"治愈后，去专科门诊复查，医生告诉孩子妈妈，亮亮的哮喘控制良好，但肺功能还得有待一段时间才能恢复到理想状态，一定要继续坚持每天吸入药物，控制慢性气道炎症，并适当参加体育活动，还给亮亮安排了2个月后预约复诊的时间。

　　不幸的是，新春佳节之际，疫情肆虐全国。为了每个人的健康，大家都得按照疫情防控要求，宅在家做好防护和必要的消毒。眼看着预约复诊时间马上就到了，亮亮的父母手足无措，寝食难安。一方面担心孩子年龄小，免疫力差，出门存在感染的风险；另一方面又时刻对孩子的哮喘病情提心吊胆。

其实很多哮喘宝贝的父母都有类似亮亮爸妈的焦虑，甚至还有些初次发作喘息症状的孩子家长，原本指望去专科就诊，却也因恐慌疫情驻足难行。特殊时期，哮喘孩子的疾病管理有哪些方法呢？

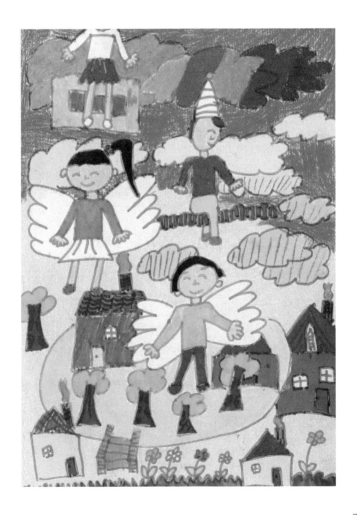

1.哮喘控制测试（ACT）（≥12岁）

哮喘控制测试（ACT）

哮喘控制测试问卷是一种评估哮喘控制状况的测试问卷，适用于12岁及以上儿童哮喘患者，可在家庭用于病情的长期监测。

- 第①步　请将每个问题的得分写在后侧的框中，请尽可能如实回答，得分还有助于与医生讨论您的哮喘病情。

1.在过去4周内，在工作、学习或家中，有多少时候哮喘妨碍您进行日常活动？
所有时间 1分　大多数时候 2分　有些时候 3分　很少时候 4分　没有 5分

2.在过去4周内，您有多少次呼吸困难？
每天不止1次 1分　每天1次 2分　每周3至6次 3分　每周1至2次 4分　完全没有 5分

3.在过去4周内，因为哮喘症状（喘息、咳嗽、呼吸困难、胸闷或疼痛），您有多少次在夜间醒来或早上比平时早醒？
每周4次或更多 1分　每周2至3次 2分　每周1至2次 3分　每周1次 4分　没有 5分

4.在过去4周内，您有多少次使用急救药物治疗（如沙丁胺醇）？
每天3次以上 1分　每天1至2次 2分　每周2至3次 3分　每周1次或更少 4分　没有 5分

5.您如何评估过去4周内您的哮喘控制情况？
没有控制 1分　控制很差 2分　有所控制 3分　控制很好 4分　完全控制 5分

- 第②步　把每一题的分数相加得出您的总分。
- 第③步　参照后附标准寻找您的得分所代表的意义。

A得分：25分（完全控制）	在过去4周内，您的哮喘已得到完全控制。没有哮喘症状，生活也不受哮喘所限制。建议：坚持每日用药，勿因控制良好减量或停药。
B得分：20～24分（部分控制）	在过去4周内，您的哮喘已得到良好控制，但还没有完全控制。医生也许可以帮助您得到完全控制。建议：坚持每日用药，自我评估是否存在急性发作的诱因及先兆，最好尽快到医院就诊。
C得分：低于20分（未得到控制）	在过去4周内，您的哮喘可能没有得到控制。您的医生可以帮您制订一个哮喘管理计划，帮助您改善哮喘控制。建议：坚持每日用药，做好哮喘日记，有条件可自测呼气峰值流速，尽早评估是否存在急性发作的诱因及其他共存疾病，尽快到医院就诊。

哮喘控制测试（ACT）是一种简易有效的评价哮喘控制状况的方法。该问卷适用于12岁及以上儿童青少年，也包括成人。总共由5个问题组成，全部由患者自己回答。

每题从程度最重至最轻分别得1～5分，共计25分。将5个问题的得分相加，若总分≤19分，提示哮喘未控制；20～24分提示哮喘控制良好；25分提示哮喘完全控制。

◆如果自我评估未达到控制，应该先找找原因：擅自停药了吗？药物吸入的方法准确吗？吸入类的过敏原或者食物过敏原尽力回避了吗？鼻炎症状复发是否治疗了？如果是肥胖者，体重控制做到了吗？焦虑的情绪因素是否过于强烈了？这些原因均会导致哮喘控制不良，如果有以上原因则应一一解决，如果难以自查原因，那么应该遵守医嘱复查，调整用药。

◆如果自我评估达到哮喘控制，当前的用药剂量至少维持3个月以上，才可以降低药物剂量（减少1/4或者1/2）或者减少药物的种类。

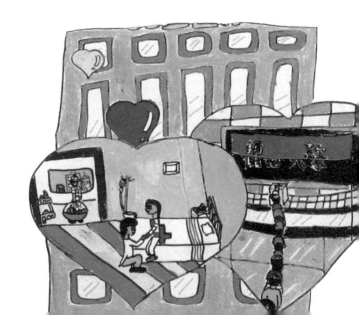

2. 儿童哮喘控制测试（C-ACT）（4～11岁）

儿童哮喘控制测试（C-ACT）

儿童哮喘控制测试问卷是一种评估哮喘控制状况的测试问卷，适用于4～11岁儿童哮喘患者，可在家庭用于病情的长期监测。

- 该问卷共有7个问题，让您的孩子回答前面的4道问题（1-4）。如果孩子需要帮助，您可以帮助孩子阅读或理解这些问题，但要让孩子自己选择回答。您自己回答剩下的3道问题（5-7）。
- 将每道问题中所选的答案的数字写在右边的评分框"□"中。
- 将每个评分框中的分数加起来得到总分。
- 将测试交给您的医生并一起讨论您孩子的哮喘控制情况。

让您的孩子独立完成下面4个问题	请您自己回答下面问题
	（不要让孩子的答案影响您的回答，答案无对错之分）

1.今天你的哮喘怎么样？　　　　　　　得分 ○

😣 很差 0　　😦 差 1　　🙂 好 2　　😊 很好 3

2.当你在跑步、锻炼或运动时，哮喘是多大的问题？　　　○

😣 这是个大问题，我不能做我想做的事 0　　😦 这是个问题，我不喜欢它 1　　🙂 这是个小问题，但我能应付 2　　😊 没问题 3

3.你会因哮喘而咳嗽吗？　　　○

😣 会，一直都会 0　　😦 会，大部分时间会 1　　🙂 会，有些时间 2　　😊 从来不会 3

4.你会因为哮喘而在夜里醒来吗？　　　○

😣 会，一直都会 0　　😦 会，大部分会 1　　🙂 会，有些时间 2　　😊 从来不会 3

5.过去的4周里，您的孩子有多少天有日间哮喘症状？　　　得分 ○

没有 5　　1～3天 4　　4～10天 3　　11～18天 2　　19～24天 1　　每天 0

6.过去的4周里，您的孩子有多少天，因为哮喘在白天出现喘息声？　　　○

没有 5　　1～3天 4　　4～10天 3　　11～18天 2　　19～24天 1　　每天 0

7.过去的4周里，您的孩子有多少天因哮喘在夜里醒来？　　　○

没有 5　　1～3天 4　　4～10天 3　　11～18天 2　　19～24天 1　　每天 0

C-ACT结果判读

A得分：≥23分（完全控制）	在过去4周内，您的哮喘已得到完全控制。没有哮喘症状，生活也不受哮喘所限制。
	建议：坚持每日用药，勿因控制良好减量或停药。
B得分：20～22分（部分控制）	在过去4周内，您的哮喘已得到良好控制，但还没有完全控制。医生也许可以帮助您得到完全控制。
	建议：坚持每日用药，自我评估是否存在急性发作的诱因及先兆，最好尽快到医院就诊。
C得分：<19分（未得到控制）	在过去4周内，您的哮喘可能没有得到控制。您的医生可以帮您制订一个哮喘管理计划，帮助您改善哮喘控制。
	建议：坚持每日用药，做好哮喘日记，有条件可自测呼气峰值流速，尽早评估是否存在急性发作的诱因及其他共存疾病，尽快到医院就诊。

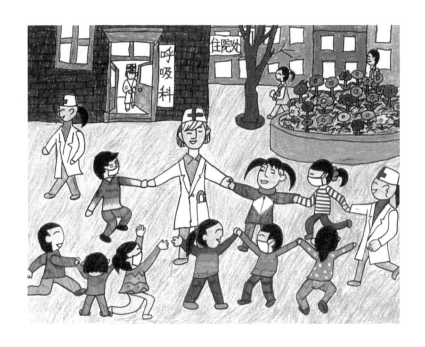

　　该问卷适用于4～11岁期间的儿童。总共由7个问题组成，孩子自己回答4题，家长答3题。7个问题满分为27分，分数越高，控制状况越好。

分数	评分解读	治疗建议
≤19分	在的过去的4周内，哮喘未控制。	坚持每日用药，记好哮喘日记，可自测峰流速值，尽早评估是否存在急性发作的诱因，尽快到医院就诊。
20～22分	在过去的4周内，哮喘部分控制。	坚持每日用药，自我评估是否存在急性发作的诱因或先兆，可尽快到医院就诊。
≥23分	在过去的4周内，哮喘已控制。	坚持每日用药，勿因控制良好自行减量或停药。

3.婴幼儿呼吸和哮喘控制测试（TRACK）

TRACK问卷适用于5岁以下儿童，便于家长对孩子的哮喘控制情况进行自我评估。

婴幼儿呼吸和哮喘控制测试 （TRACK）	用于 5岁以下 儿童

- 谁应当使用TRACK？

这项简单测试可以帮助确定孩子的呼吸问题是否得到控制。
该测试适合用于以下儿童：
- 5岁以下，并且
- 有过发作2次或更多次持续超过24小时的喘息、呼吸短促或咳嗽的病史，并且
- 曾经被处方过治疗呼吸问题的支气管扩张药物，也称为快速缓解药物（例如沙丁胺醇、博利康尼、万托林）
- 或者曾经被诊断出患有哮喘

- 如何进行TRACK

步骤1：在每个所选答案下方的方框内打一个对勾
步骤2：在每个问题右方给出的得分框中写下您的回答所对应的数字
步骤3：将各个得分框内的数字加起来，得到孩子的总得分
步骤4：把这份已完成的测试带给孩子的医生，以讨论孩子的TRACK总得分

得分

1	在过去4周内，孩子受到呼吸问题（比如喘息、咳嗽或呼吸急促）的困扰有多频繁？

根本没有	1次或2次	每周1次	每周2次或3次	每周4次或更多次
☐ 20	☐ 15	☐ 10	☐ 5	☐ 0

2	在过去4周内，孩子因呼吸问题（喘息、咳嗽、呼吸短促）在晚上醒来有多频繁？

根本没有	1次或2次	每周1次	每周2次或3次	每周4次或更多次
☐ 20	☐ 15	☐ 10	☐ 5	☐ 0

3	在过去4周，孩子的呼吸问题（比如喘息、咳嗽或呼吸短促）在多大程度上干扰他或她玩耍、上学或进行同龄儿童应该进行的平常活动的能力？

根本没有	轻微	每周1次	相当大	极大
☐ 20	☐ 15	☐ 10	☐ 5	☐ 0

4	在过去3个月，您需要使用快速缓解药物（博利康尼、沙丁胺醇、万托林）来治疗孩子的呼吸问题（喘息、咳嗽、呼吸短促）有多频繁？

根本没有	1次或2次	每周1次	每周2次或3次	每周4次或更多次
☐ 20	☐ 15	☐ 10	☐ 5	☐ 0

5	在过去12个月内，孩子需要全身糖皮质激素（口服泼尼松或泼尼松龙、注射甲泼尼龙或琥珀酸氢化可的松）或加用局部糖皮质激素（高剂量）来治疗其他药物无法控制的呼吸问题有多频繁？

根本没有	1次	2次	3次	4次或更多次
☐ 20	☐ 15	☐ 10	☐ 5	☐ 0

孩子的TRACK得分意味着什么

如果孩子的TRACK 得分

低于80分，孩子的呼吸问题可能未得到解决

- 确保您正在遵守孩子的医生提供给您的治疗建议
- 与孩子的医生讨论为什么孩子的呼吸问题可能未得到控制
- 询问孩子的医生可以采取什么措施来改善对孩子的呼吸和哮喘的控制，以便减轻白天和夜间的症状，也降低对使用快速缓解药物的需求

如果孩子的TRACK 得分

≥80分，孩子的呼吸问题似乎得到了控制

- 定期观察孩子的呼吸问题，并将任何担忧告知孩子的医生。尽管孩子现在可能不会出现呼吸问题，但它们随时都可能发生和消退
- 继续与医生讨论孩子的进展以及哪种治疗方案适合孩子
- 良好的呼吸控制和哮喘控制可以帮助孩子睡得更好，帮助孩子参与日常活动，也帮助孩子减少呼吸问题的突然发作

　　改良中文版TRACK问卷共有5个问题，第1-3个问题是了解最近的4周呼吸道症状（喘息、咳嗽或呼吸短促）的频繁程度，因呼吸问题导致夜间憋醒频繁程度和活动受限程度；第4题是了解最近的3个月使用应急缓解咳喘药物的情况；第5题是询问在近1年中喘息发作较为严重时用过全身糖皮质激素治疗（包括口服糖皮质激素治疗和注射治疗）或吸入高剂量糖皮质激素进行缓解治疗的情况。

　　每个问题的评估分值均有5个等级，每级以5分作为1个档次，分别为20分、15分、10分、5分、0分，总分100分，得分越高提示控制越好。≥80分提示控制，维持当前的治疗直至复诊；得分<80分，提示未控制可能性大，及时寻找专科医生评估判断。

监测呼气峰流速，危险情况早知道

支气管哮喘发作时或者慢性炎症期间，肺功能会出现异常情况，这主要是因为在有痉挛收缩的支气管或者慢性炎症的气道腔，呼气时气体流经气道的阻力增加。精确检查肺功能需要到医院，但也有一些适合居家自测的简单测量仪能辅助了解日常肺功能基本情况，结合前面所讲的自测问卷一起用，能帮助家长更好地管理孩子的哮喘。打个比方，就好像用体温计测量体温、血压计测量血压、血糖仪测量血糖，峰流速仪是用来检测哮喘患者的控制情况或者发作时的严重程度，是管理哮喘的好帮手。最广泛使用、简单易行的是被称为"呼气峰流速仪"的一种简单小测量仪。随着传感器科技和信息技术发展，一些更多功能的便携式动态肺功能仪也逐渐进入哮喘管理的应用中，但应用的目标还是最为基础的方法，所以要将最基本的方法教会哮喘宝贝的父母。

峰流速的全称为用力呼气高峰流速（Peak Expiratory Flow，PEF），当哮喘患者处于哮喘急性发作期或病情控制不稳定（或称为慢性持续期）时，PEF值出现不同程度的降低，或者昼夜波动的幅度加大。

1.PEF测定方法

（1）站立姿势。

（2）将峰流速仪游标拨至零点位置。

（3）一只手水平拿着峰流速仪，但注意不要阻挡游标滑动的标尺及空槽。

（4）用力深吸一口气，直到不能再吸入空气为止。

（5）屏住呼吸，用口唇将峰流速仪的咬嘴部位紧紧包住，

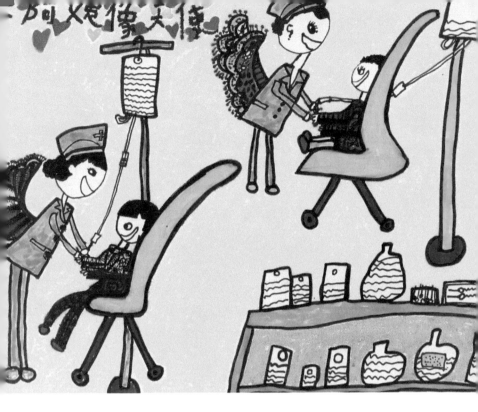

不要漏气。

（6）用最大力气和最快速度呼出一口气，此时游标将被呼出的气流推动，沿标尺滑动，直至呼气结束。

（7）记录下游标停止时对应在标尺上的数值。

（8）再重复以上2—7步骤两遍，对比三遍测定的PEF值，将最高值作为此次测定的PEF值。

2. 正常参考值

不同人的PEF值波动很大，不同的峰流速仪一般同时应携带该型仪器的正常值计算公式，正常值水平依据被测试者的年龄、性别、身高而不同。如果被测试者PEF值除以正常参考值，能达到80%以上，可视为正常。但是在临床上，为了个体化监测PEF

变化，一般建议用个人最佳值作为参考指标。

3.如何确定个人最佳值

在没有任何哮喘症状的情况下，连续两周，每天早晚各进行一次PEF测定（每次测定均为三遍，记录最高值），最后在这两周的共14次PEF记录值中找出最高值，即为被测试者的个人最佳值。

4.PEF测值的判定标准和就诊前的治疗处理

（1）PEF实测值/个人最佳值≥80%，正常。

（2）PEF实测值/个人最佳值在60%～80%之间，为轻度到中度降低，提示被测试哮喘患者可能正有哮喘发作或即将有发作，应该即时给予平喘药物治疗。治疗后症状和PEF若能恢复正常并维持4～6小时以上，可以根据情况逐渐减少应用平喘药物；如果无改善，应就诊。

（3）PEF实测值/个人最佳值<60%，一般有较为严重的哮喘发作，若给予平喘药物，治疗后症状仍不好转或加重，PEF测值未达正常或继续下降，应该立即就诊。

初次发作喘息症状的孩子，是哮喘吗

很多哮喘孩子并不是从一开始就出现典型的哮喘症状的，而是通常会在一段时期内出现一些先兆症状或者其他系统的过敏性症状（湿疹或过敏性鼻炎等），具体表现如下：

（1）婴儿期湿疹反反复复，或出现鸡蛋、牛奶过敏；

（2）频繁出现喷嚏、流清水样鼻涕、鼻塞、鼻痒、眼睛痒等症状，常表现为耸鼻、揉鼻、揉眼睛等；

（3）反复呼吸道感染，有时还伴有喘息，家长甚至可以直接听到孩子喉部发出的"吼吼"声；

（4）晨起或夜间突然出现咳嗽、喘息、呼吸困难或胸闷等表现；

（5）运动、情绪激动、接触冷空气后频繁咳嗽；

（6）反复咳嗽超过1个月，抗生素和止咳药治疗效果不好或无效；

（7）有家族过敏性疾病史，如过敏性鼻炎、支气管哮喘、荨麻疹等。

如果孩子喘息症状发生并不多，但曾出现以上表现或者同时伴有以上现象时，那么哮喘的可能性很大，应该及时就诊。早诊断早治疗，就不会延误最佳的治疗时机。

（过敏反应科：向莉）

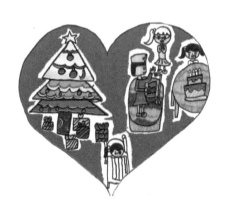

男孩"鸡鸡"
"蛋蛋"红肿疼痛，
要不要去医院

疫期在家，男宝宝出现"鸡鸡"和"蛋蛋"的问题，要不要去医院呢？什么样的情况比较紧急呢？

鸡鸡头包皮下发现了黄白色小包块

细心的家长忽然发现孩子鸡鸡头包皮内有小包块，有的大，有的小，有时不止一个，有的随着触摸还会动，这时候家长会担心孩子的鸡鸡上是不是长肿瘤了。其实引发这个包块最常见的原因是包皮垢，也就是我们俗称的"尿垢"。包皮垢的形成是因为婴幼儿时期包皮不能往上翻开，包皮内板和阴茎头的表皮产生分泌物得不到清洗，时间一长就形成块状。

疫情期间不需因包皮垢特意来医院看病，每天洗澡时轻轻往上推包皮2～3下，注意不是每天2～3次，正确做法是每天一次每次2～3下，一般坚持2～3个月，包皮口就能变松，继续坚持，逐渐包皮能够上翻，鸡鸡头外露，包皮垢就消失了。

鸡鸡红肿，包皮口流脓，在家也能这样治

如果小朋友的包皮突然出现红肿、包皮口流脓的症状，那么可能是发生了包皮炎，严重的时候包皮会水肿得十分严重，甚至像一个小水疱，发生原因是上面提到的包皮垢继发感染导致。爸爸妈妈面对这种情况也不需要很着急，首先观察小朋友排尿情况，如果排尿顺利，那么暂时不需要门诊就诊，在家泡洗外用药物即可。可用两种药物：

（1）药水，如3%硼酸洗液或康复新。如果买不到硼酸洗液或康复新，可将黄连素片碾碎兑水成黄连素药水。

（2）药膏，最常见如金霉素或红霉素眼药膏。用约20毫升大小容器（如退热药带的药杯）装药水，将鸡鸡放到药水泡洗，以没过红肿部位为准，每天2~3次，每次约5分钟。泡洗后，在鸡鸡皮肤红肿部位外涂金霉素或红霉素眼药膏。

如果按照上述处理3~5天后，小朋友包皮红肿的情况明显缓解，那么就无须疫情期间门诊就诊，一般1周左右能愈合。是否需要做包皮手术，待疫情过后来泌尿科门诊复查。

孩子出现了白天尿频怎么办

疫情期间孩子下楼玩耍的机会少了，基本都"猫"在家。忽然有一天，家长发现孩子白天小便次数明显增多，每次量很少，甚至几滴。一来二去家长特别着急，密切关注排尿情况。其实小

儿尿频比较常见，主要分为两大类：

（1）有明确病因，多见于泌尿系统感染或泌尿系统畸形等疾病，这类疾病除了孩子小便次数增多，小便颜色变混浊，往往伴随排尿疼、哭闹，甚至发热。如果出现类似尿频，一定要带患儿到医院就诊，进行尿常规等相应检查。

（2）精神性尿频，主要是精神因素导致，没有器质性病变，多为学龄前儿童，平时排尿正常，忽然出现白天排尿次数明显增加，每次量少，排尿不疼，尿液清亮，体温正常，全天总尿量正常，入睡后症状完全消失。临床上最常见的尿频为后者，主要由环境改变或精神刺激（如突然的惊吓、焦急不安或精神过度紧张、父母的责难等）引起收缩膀胱的肌肉不稳定导致。出现精神性尿频，家长不要着急，暂不需来医院就诊。通过避免过度关注孩子排尿，给孩子营造一个宽松温馨的氛围，分散注意力等方式可自行缓解。

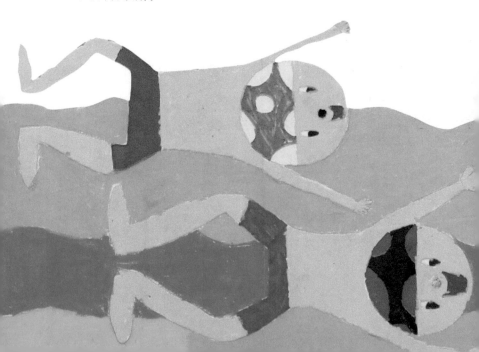

蛋蛋那点事儿

1.红肿疼痛不能等，急诊24小时开放，及时就诊挽救蛋蛋

当爸爸妈妈发现孩子阴囊红肿，并且触摸睾丸有疼痛时，千万要当心了，有可能是附睾睾丸炎症或者睾丸扭转，而这两种情况都是必须及时治疗的。即使是疫情期间，也应该做好防护后立即去医院急诊就诊，并且在去往医院的路上，暂时不要给孩子进食进水，为可能需要进行的急诊手术做好准备。此外，如果未进行手术治疗的隐睾患儿发生了腹股沟区（大腿根部内侧）的红肿疼痛，也应及时急诊就诊。

泌尿科医生建议，对于幼儿，每日清洗会阴时要检查小朋友的蛋蛋。而对于十几岁的大男孩，则需要对其进行教育，一旦发现睾丸疼痛，不要害羞，要第一时间和爸爸妈妈一起来看泌尿外科。

2.阴囊或者腹股沟区有包块，时大时小，不红也不疼

另一些男宝宝的阴囊或者腹股沟有包块，时大时小，平卧休息时变小，蹦蹦跳跳或者哭闹后变大，摸起来软软的，不红也不疼。这种症状一般是腹股沟斜疝（俗称"疝气"）或鞘膜积液引起的，此时爸爸妈妈不用着急，也无须疫情期间急诊就诊，可以待疫情结束后来医院就诊。如果是疝气，需要注意的是疝气嵌顿，表现为安静平卧1～2个小时包块不能消失，患儿哭闹，甚至呕吐，则需急诊就诊。

（泌尿外科：何梦　宋宏程）

女孩排尿分好几股，需要去医院吗

　　家里女宝宝排尿分叉，细看却看不到尿道口和阴道口，家长很着急，各种"奇思怪想"接踵而来。实际上这种情况着急吗？需要立刻去医院看病吗？要做手术吗？会有长期影响吗？小女孩应该如何洗屁屁呢？下面为您详细解释女孩阴唇粘连的治疗方案和女孩会阴部日常护理方法。

阴唇粘连

　　阴唇粘连最常见于婴儿和幼儿，发病高峰在2岁左右。这可能是由于青春期前女孩小阴唇的炎症合并低雌激素水平造成的，尤其是存在会阴卫生状况差、创伤、阴道感染等情况下更易发生。

　　1. 症状

　　多因家长发现孩子排尿时分叉，有时甚至分好几股尿线，再仔细观察发现看不到尿道口和阴道口，而有一层薄薄的膜覆盖在尿道口和阴道口的外面，有时会有排尿困难、排尿不适感、阴道疼痛、分泌物增加、皮疹、反复泌尿系统感染或阴道感染的表现。有些患儿仅为部分粘连，即只有阴唇上部或者下部粘连，而尿道口和阴道口都可以暴露出来，这些孩子一般没有特殊症状，只是家长洗澡时或者医生查体时偶然发现。

2.治疗

就像前面所讲的，阴唇粘连的病因是炎症与青春期前低雌激素共同造成的，所以保持女孩会阴部卫生是家长首先要做到的（文章结尾处我们给出了女孩会阴部清洗小建议，请爸爸妈妈仔细阅读）。

对于部分粘连的患儿，如果尿道口和阴道口均可外露，且没有排尿及皮肤症状，我们建议暂时不需特别的医学处理，只需每日清洁会阴部即可。随着小朋友长大，雌激素水平上升后，大部分患儿的部分粘连会自行松解。

对于完全粘连的患儿，如果已经出现了排尿不适或者皮肤症状的话，那么就需要带着小朋友到小儿泌尿外科门诊看病了。泌尿外科医生会为其进行阴唇粘连松解术，大部分患儿可以在局部麻醉后进行操作。此时，爸爸妈妈需要注意的是，在医生为小朋友完成粘连松解后，需要每日为小朋友清洁会阴，并应用眼药膏等外用消炎药物，预防再次粘连。

女孩会阴部日常护理

青春期前小女孩会阴部黏膜是非常脆弱的，针对小女孩的生理特点，我们给出如下建议，请爸爸妈妈们熟读。

（1）应用纯棉内裤，每日更换，洗涤后多次漂洗，将其上的清洁剂或肥皂彻底洗净，且尽量避免应用柔顺剂和漂白剂清洗内裤。

（2）尽量不给小女孩穿紧身裤袜、紧身连体裤等，裙子和宽松的裤子通风效果好，可以有效减少感染的发生。如果有确实需要穿紧身裤袜或紧身连体裤的情况，家长要为宝贝挑选柔软透气的衣物。

（3）有条件的家庭，建议在孩子每次排便后，用流动水为宝贝轻轻清洗会阴部。已经上幼儿园或上学的孩子，不具备便后立刻冲洗条件的，每天晚上会阴部清洁就变得尤其重要了。提醒各位家长：会阴部清洗仅应用清水，避免使用肥皂或者消毒湿巾（会阴部尽量不用任何刺激性的物品接触）；用流动水轻轻擦洗即可，不需要刻意扒开用棉签清洗。

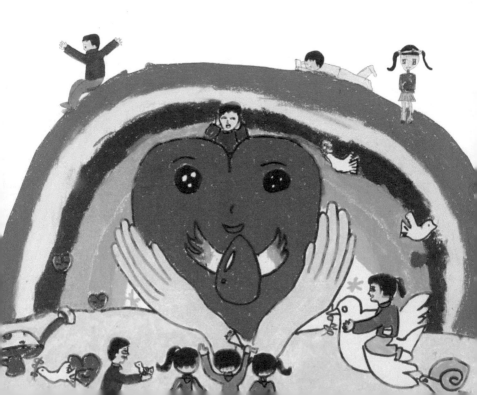

（4）养成大小便后从前向后擦拭的好习惯。

（5）应尽量分开双腿排尿，如果女宝宝体重较大，蹲位排尿无法完全分开双腿，应改用坐位排尿，并彻底脱下裤子和内裤，减少束缚，这点很重要。因尿道口紧邻阴道口，如果大腿太粗且蹲位不能彻底分开，尿道口排出的尿受阻反流到阴道，站立后阻力消失尿液自动流出，往往被误认为是尿道阴道瘘或尿失禁。

（6）游泳后需及时用流动水清洗会阴，避免让小女孩穿湿游泳衣长时间静坐。

（泌尿外科：何梦）

不长个？性早熟？
宝宝生长发育健康
知识学起来

疫情的到来，拉长了亲子共处的时间，也给了家长们更多细心观察孩子生长发育的机会。如何正确比身高？身高能否逆袭？青春期发育几岁开始算正常？性早熟影响身高吗？……下面让我们一起了解下孩子的生长发育。

关于身高

1.如何知道孩子的身高

测身高：三固定、分年龄。

不同年龄段孩子的身高测量方法是不同的。3岁以下需要测量卧位的身长，这需要借助专业的测量仪。3岁以上测量立位的身高，测身高前要脱鞋、摘帽、松开小辫子并拿掉各种发卡和头饰。测身高时，一定要让孩子贴着墙保持直立位，孩子的枕部、肩胛、臀部、小腿肚和并拢的脚后跟要紧贴墙面，脚尖分开呈

60°，让孩子平视前方。用一个硬板轻轻放在宝贝头顶并与墙面垂直，沿着这个板的下缘画一条与地面平行的线段，然后用尺子测量从地面到标记的高度就是孩子的身高了。为减少测量误差，建议家长要做到三固定，也就是：固定在同一个时间（上下午会相差1~2厘米）、固定由一个人去测量以及固定一个专用的尺子。身高的测量值要精确至小数点后一位。

建议测量的频率为：

年龄在6个月以内，每月一次；

6~12月，两个月一次；

1~2岁，3个月一次；

3~6岁，半年一次；

6岁以上，一年一次。

其间发现问题随时处理，并调整监测频率。

除了规律测量之外，更为重要的是要养成为孩子记录身高包括体重的习惯。家长可以自行设计一个表格，将每次的测量日期，当时的年龄、身高和体重都记录下来，这样不但有助于发现孩子自身的生长规律，还能及时发现身高增长的快慢变化，可及时给予相应的关注或处置。

2.怎样判断孩子的身高是否正常

比身高：绘制孩子的身高曲线。

在日常生活中，将孩子的身高与同班同学或亲朋好友家的孩子比较后来评判孩子的高矮是很常见的。然而高矮是相对的，与参照标准的选择密切相关。在评估每个孩子的身高时，应该与同种族、同年龄、同性别大多数的正常儿童的身高进行比较，而不是简单地跟某个或某些孩子去比身高。

目前，中国儿童生长数据的参考标准来自2005年全国九省市儿童体格发育调查。这里要向家长推荐一个根据这组数据制定的小工具"中国0～18岁儿童的身长、体重百分位图"，我们也称之为"儿童生长曲线表"。生长曲线表是由横坐标——年龄，纵坐标——身高，以及第3、10、25、50、75、90和97这七条百分位线（曲线）组成。孩子的身高在表格中所处的位置，就相当于孩子身高在100个同性别同年龄儿童中所处的位置。举例来讲，如果一个孩子的身高坐标点落在第3百分位线上，则意味着在100个从矮到高排列的孩子中，这个孩子排在第3位。有些家长会因为孩子的身高低于第50百分位就认定孩子身高不正常，其实不然。只要身高在第3百分位至第97百分位之间都属于正常。只有当孩子的身高低于同龄同性别同种族儿童正常身高的第3百分位以下，或者低于平均身高2个标准差时，才属于矮身材。

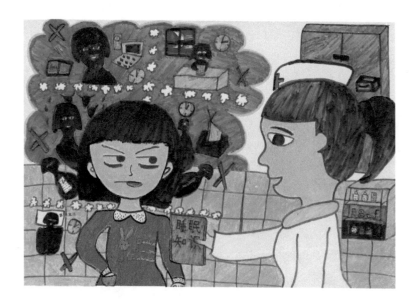

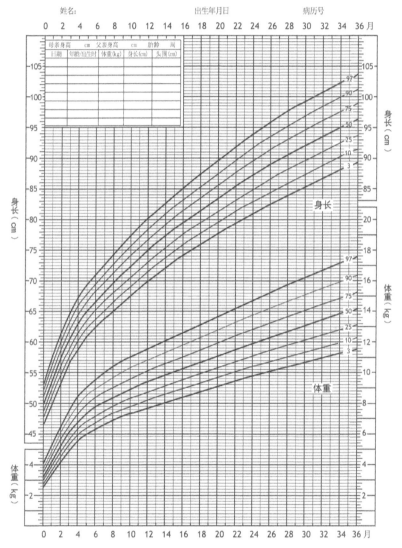

首都医科大学附属北京儿童医院

中国0～3岁女童身长、体重百分位曲线图

姓名：　　　　　出生年月日　　　　病历号

注：①参考：中国0～18岁儿童青少年生长图表,第二军医大学出版社　上海. 2009.12

②仅供内部使用

97

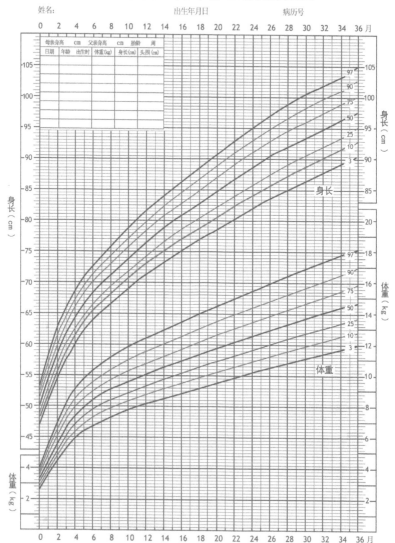

首都医科大学附属北京儿童医院
中国0～3岁男童身长、体重百分位曲线图

姓名：　　　　　　　　　　出生年月日　　　　　　病历号

注：①参考：中国0～18岁儿童青少年生长图表，第二军医大学出版社 上海. 2009. 12
　　②仅供内部使用

首都医科大学附属北京儿童医院

中国2~18岁女童身长、体重百分位曲线图

姓名：　　　　　　　　出生年月日　　　　　　病历号

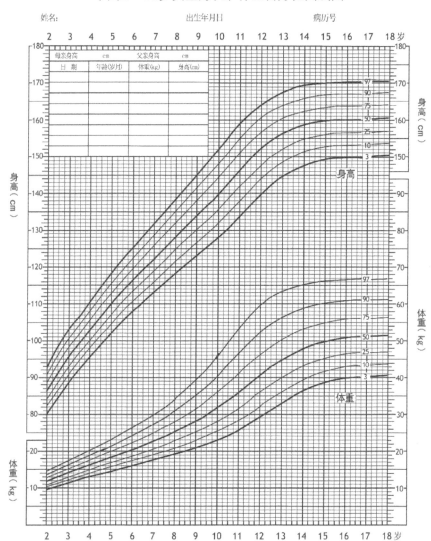

注：①参考:中国0~18岁儿童青少年生长图表,第二军医大学出版社　上海.2009.12
②仅供内部使用

99

首都医科大学附属北京儿童医院

中国2～18岁男童身长、体重百分位曲线图

姓名： 出生年月日 病历号

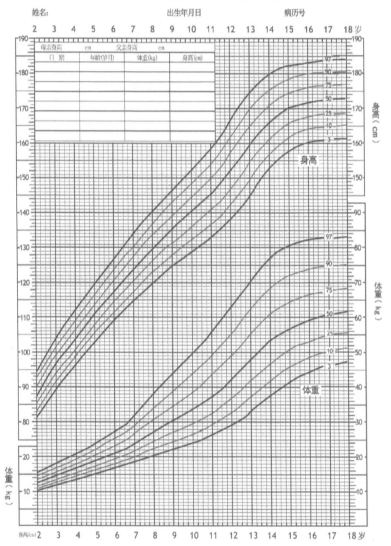

注：①参考：中国0～18岁儿童青少年生长图表, 第二军医大学出版社 上海. 2009. 12

②仅供内部使用

0~18岁儿童青少年身高、体重标准差单位数值表（女）

年龄	-3SD 身高(cm)	体重(kg)	-2SD 身高(cm)	体重(kg)	-1SD 身高(cm)	体重(kg)	中位数 身高(cm)	体重(kg)	+1SD 身高(cm)	体重(kg)	+2SD 身高(cm)	体重(kg)	+3SD 身高(cm)	体重(kg)
出生	44.7	2.26	46.4	2.54	48.0	2.85	49.7	3.21	51.4	3.63	53.2	4.10	55.0	4.65
2月	51.1	3.72	53.2	4.15	55.3	4.65	57.4	5.21	59.6	5.86	61.8	6.60	64.1	7.46
4月	56.7	4.93	58.8	5.48	61.0	6.11	63.1	6.83	65.4	7.65	67.7	8.59	70.0	9.66
6月	60.1	5.64	62.3	6.26	64.5	6.96	66.8	7.77	69.1	8.68	71.5	9.73	74.0	10.93
9月	63.7	6.34	66.1	7.03	68.5	7.81	71.0	8.69	73.6	9.70	76.2	10.86	78.9	12.18
12月	67.2	6.87	69.7	7.61	72.3	8.45	75.0	9.40	77.7	10.48	80.5	11.73	83.4	13.15
15月	70.2	7.34	72.9	8.12	75.6	9.01	78.5	10.02	81.4	11.18	84.3	12.50	87.4	14.02
18月	72.8	7.79	75.6	8.63	78.5	9.57	81.5	10.65	84.6	11.88	87.7	13.29	91.0	14.90
21月	75.1	8.26	78.1	9.15	81.2	10.15	84.4	11.30	87.7	12.61	91.1	14.12	94.5	15.85
2岁	77.3	8.70	80.5	9.64	83.8	10.70	87.2	11.92	90.7	13.31	94.3	14.92	98.0	16.77
2.5岁	81.4	9.48	84.8	10.52	88.4	11.70	92.1	13.05	95.9	14.60	99.8	16.39	103.8	18.47
3岁	84.7	10.23	88.2	11.36	91.8	12.65	95.6	14.13	99.4	15.83	103.4	17.81	107.4	20.10
3.5岁	88.4	10.95	92.0	12.16	95.6	13.55	99.4	15.16	103.3	17.01	107.2	19.17	111.3	21.69
4岁	91.7	11.62	95.4	12.93	99.2	14.44	103.1	16.17	107.0	18.19	111.1	20.54	115.3	23.30
4.5岁	94.8	12.30	98.7	13.71	102.7	15.33	106.7	17.22	110.9	19.42	115.2	22.00	119.5	25.04
5岁	97.8	12.93	101.8	14.44	106.0	16.20	110.2	18.26	114.5	20.66	118.9	23.50	123.4	26.87
5.5岁	100.7	13.54	104.9	15.18	109.2	17.09	113.5	19.33	118.0	21.98	122.6	25.12	127.2	28.89
6岁	103.2	14.11	107.6	15.87	112.0	17.94	116.6	20.37	121.2	23.27	126.0	26.74	130.8	30.94
6.5岁	105.5	14.66	110.1	16.55	114.7	18.78	119.4	21.44	124.3	24.61	129.2	28.46	134.2	33.14
7岁	108.0	15.27	112.7	17.31	117.6	19.74	122.5	22.64	127.6	26.16	132.7	30.45	137.9	35.75
7.5岁	110.4	15.89	115.4	18.10	120.4	20.74	125.4	23.83	130.8	27.83	136.1	32.64	141.5	38.65
8岁	112.7	16.51	117.9	18.88	123.1	21.75	128.5	25.25	133.9	29.56	139.4	34.94	144.9	41.74
8.5岁	115.0	17.14	120.3	19.71	125.8	22.83	131.3	26.67	136.9	31.45	142.6	37.49	148.4	45.24
9岁	117.0	17.79	122.6	20.56	128.3	23.96	134.1	28.19	139.9	33.51	145.8	40.32	151.8	49.19
9.5岁	119.1	18.49	125.0	21.49	131.0	25.21	137.0	29.87	143.1	35.82	149.2	43.54	155.4	53.77
10岁	121.5	19.29	127.6	22.54	133.8	26.60	140.1	31.76	146.4	38.41	152.8	47.15	159.2	58.92
10.5岁	123.9	20.23	130.3	23.74	136.8	28.16	143.3	33.80	149.8	41.15	156.3	50.92	163.0	64.24
11岁	126.9	21.46	133.4	25.23	140.0	29.99	146.6	36.10	153.3	44.09	160.0	54.78	166.7	69.27
11.5岁	129.9	22.89	136.5	26.89	143.1	31.93	149.7	38.40	156.3	46.87	162.9	58.21	169.6	72.80
12岁	133.0	24.58	139.5	28.77	145.9	34.04	152.4	40.77	158.8	49.54	165.3	61.22	171.8	75.32
12.5岁	135.9	26.32	142.1	30.64	148.4	36.04	154.6	42.89	160.8	51.75	167.1	63.44	173.3	77.05
13岁	138.2	28.11	144.2	32.50	150.3	37.94	156.3	44.79	162.3	53.55	168.3	64.99	174.3	78.17
13.5岁	140.1	29.81	146.0	34.23	151.8	39.66	157.6	46.42	163.4	54.99	169.2	66.03	175.0	78.87
14岁	141.5	31.38	147.2	35.80	152.9	41.18	158.6	47.83	164.3	56.16	169.9	66.77	175.5	79.27
14.5岁	142.6	32.73	148.2	37.13	153.8	42.45	159.4	48.97	164.9	57.04	170.4	67.28	175.9	79.48
15岁	143.3	33.78	148.8	38.16	154.3	43.42	159.8	49.82	165.3	57.72	170.8	67.61	176.2	79.60
15.5岁	143.7	34.59	149.2	38.94	154.7	44.15	160.1	50.45	165.6	58.19	171.1	67.82	176.4	79.68
16岁	143.7	35.06	149.2	39.39	154.7	44.56	160.1	50.81	165.5	58.45	171.0	67.93	176.4	79.77
16.5岁	143.8	35.40	149.3	39.72	154.7	44.87	160.2	51.07	165.6	58.64	171.0	68.00	176.4	79.86
17岁	144.0	35.57	149.5	39.88	154.9	45.01	160.3	51.20	165.7	58.73	171.1	68.04	176.5	79.95
18岁	144.4	35.85	149.8	40.15	155.2	45.26	160.6	51.41	165.9	58.88	171.3	68.10	176.6	79.90

注：①根据2005年九省/市儿童体格发育调查数据研究制定　　参考文献：中华儿科杂志，2009年7期
　　②3岁以前为身长

首都儿科研究所生长发育研究室　制作

0～18岁儿童青少年身高、体重标准差单位数值表（男）

年龄	-3SD 身高(cm)	-3SD 体重(kg)	-2SD 身高(cm)	-2SD 体重(kg)	-1SD 身高(cm)	-1SD 体重(kg)	中位数 身高(cm)	中位数 体重(kg)	+1SD 身高(cm)	+1SD 体重(kg)	+2SD 身高(cm)	+2SD 体重(kg)	+3SD 身高(cm)	+3SD 体重(kg)
出生	45.2	2.26	46.9	2.58	48.6	2.93	50.4	3.32	52.2	3.73	54.0	4.18	55.8	4.66
2月	52.2	3.94	54.3	4.47	56.5	5.05	58.7	5.68	61.0	6.38	63.3	7.14	65.7	7.97
4月	57.9	5.25	60.1	5.91	62.3	6.64	64.6	7.45	66.9	8.34	69.3	9.32	71.7	10.39
6月	61.4	5.97	63.7	6.70	66.0	7.51	68.4	8.41	70.8	9.41	73.3	10.50	75.8	11.72
9月	65.2	6.67	67.6	7.46	70.1	8.35	72.6	9.33	75.2	10.42	77.8	11.64	80.5	12.99
12月	68.6	7.21	71.2	8.06	73.8	9.00	76.5	10.05	79.3	11.23	82.1	12.54	85.0	14.00
15月	71.2	7.68	74.0	8.57	76.9	9.57	79.8	10.68	82.8	11.93	85.8	13.32	88.9	14.88
18月	73.6	8.13	76.6	9.07	79.6	10.12	82.7	11.29	85.8	12.61	89.1	14.09	92.4	15.75
21月	76.0	8.61	79.1	9.59	82.3	10.69	85.6	11.93	89.0	13.33	92.4	14.90	95.9	16.66
2岁	78.3	9.06	81.6	10.09	85.1	11.24	88.5	12.54	92.1	14.01	95.8	15.67	99.5	17.54
2.5岁	82.4	9.86	85.9	10.97	89.6	12.22	93.3	13.64	97.1	15.24	101.0	17.06	105.0	19.13
3岁	85.6	10.61	89.3	11.79	93.0	13.13	96.8	14.65	100.7	16.39	104.6	18.37	108.7	20.64
3.5岁	89.3	11.31	93.0	12.57	96.7	14.00	100.6	15.63	104.5	17.50	108.6	19.65	112.7	22.13
4岁	92.5	12.01	96.3	13.35	100.2	14.88	104.1	16.64	108.2	18.67	112.3	21.01	116.5	23.73
4.5岁	95.6	12.74	99.5	14.18	103.6	15.84	107.7	17.75	111.9	19.98	116.2	22.57	120.6	25.61
5岁	98.7	13.50	102.8	15.06	107.0	16.87	111.3	18.98	115.7	21.46	120.1	24.38	124.7	27.85
5.5岁	101.6	14.18	105.9	15.87	110.2	17.85	114.7	20.18	119.2	22.94	123.8	26.24	128.6	30.22
6岁	104.1	14.74	108.6	16.56	113.1	18.71	117.7	21.26	122.4	24.32	127.2	28.03	132.1	32.57
6.5岁	106.5	15.30	111.1	17.27	115.8	19.62	120.7	22.45	125.6	25.89	130.5	30.13	135.6	35.41
7岁	109.2	16.01	114.0	18.10	119.0	20.83	124.0	24.06	129.1	28.05	134.3	33.08	139.6	39.50
7.5岁	111.8	16.70	116.8	19.11	121.9	22.06	127.1	25.72	132.4	30.33	137.8	36.24	143.4	43.99
8岁	114.1	17.33	119.3	19.97	124.6	23.23	130.0	27.33	135.5	32.57	141.1	39.41	146.8	48.57
8.5岁	116.2	17.93	121.6	20.79	127.1	24.37	132.7	28.91	138.4	34.78	144.2	42.54	150.1	53.08
9岁	118.3	18.53	123.9	21.62	129.6	25.50	135.4	30.46	141.2	36.92	147.2	45.52	153.3	57.30
9.5岁	120.3	19.17	126.0	22.50	131.9	26.70	137.9	32.09	144.0	39.12	150.1	48.51	156.4	61.37
10岁	122.0	19.81	127.9	23.40	134.0	27.93	140.2	33.74	146.4	41.31	152.7	51.38	159.2	65.08
10.5岁	123.8	20.55	130.0	24.43	136.3	29.33	142.6	35.58	149.1	43.69	155.7	54.37	162.3	68.71
11岁	125.7	21.41	132.1	25.64	138.7	30.95	145.3	37.69	152.1	46.33	158.9	57.58	165.8	72.39
11.5岁	127.7	22.35	134.5	26.96	141.4	32.73	148.4	39.98	155.4	49.19	162.6	60.96	169.8	76.17
12岁	130.0	23.37	137.2	28.41	144.6	34.67	151.9	42.49	159.4	52.31	166.9	64.68	174.5	80.35
12.5岁	132.6	24.55	140.2	30.01	147.9	36.76	155.6	45.13	163.3	55.54	171.1	68.51	178.9	84.72
13岁	136.3	26.21	144.0	32.04	151.8	39.22	159.5	48.08	167.3	59.04	175.1	72.60	183.0	89.42
13.5岁	140.3	28.16	147.9	34.22	155.4	41.67	163.0	50.85	170.5	62.16	178.1	76.16	185.7	93.50
14岁	144.0	30.40	151.5	36.54	158.7	44.08	165.9	53.37	173.1	64.84	180.2	79.07	187.4	96.80
14.5岁	147.6	32.59	154.5	38.71	161.3	46.20	168.2	55.43	175.0	66.86	181.8	81.11	188.5	99.00
15岁	150.1	34.59	156.7	40.63	163.3	48.00	169.8	57.08	176.3	68.53	182.8	82.45	189.3	100.29
15.5岁	151.9	36.33	158.3	42.26	164.7	49.49	171.0	58.39	177.3	69.44	183.6	83.32	189.8	100.96
16岁	152.9	37.67	159.1	43.51	165.4	50.62	171.6	59.35	177.8	70.20	184.0	83.85	190.1	101.25
16.5岁	153.5	38.77	159.7	44.54	165.9	51.53	172.1	60.12	178.2	70.79	184.3	84.21	190.3	101.36
17岁	154.0	39.58	160.1	45.28	166.3	52.20	172.3	60.68	178.4	71.20	184.5	84.45	190.5	101.39
18岁	154.4	40.65	160.5	46.27	166.6	53.08	172.7	61.40	178.7	71.73	184.7	84.72	190.6	101.36

注：①根据2005年九省/市儿童体格发育调查数据研究制定　　参考文献：中华儿科杂志，2009年7期
　　②3岁以前为身长

首都儿科研究所生长发育研究室 制作

在生长曲线表上标注出孩子的身高，将所有点连成线，就绘制出了每个孩子自己的生长曲线。由于孩子的生长是一个连续的动态过程，所以即使当前的身高在正常范围内，也不代表进入成年期后他的身高还依然正常。一旦孩子的生长曲线偏离了其原先的百分位线，则提示孩子的生长速率出现了变化。

比身高的绝对值更重要的就是生长速率，也就是一年的身高增长量。生长速率的减慢，会使得一个原本身高还不错的孩子，随年龄的增长身高逐渐落后于同龄人。我们不能等到孩子都成人了，才发现孩子身高矮，不能等到孩子的身高都低于第3百分位了，再去着急找原因，那时候可能就错过了干预的最佳时机。所以在监测身高正常与否的同时，更要关注孩子的生长速率。

正常生长速率		**生长速率减慢**	
出生至1岁	25厘米/年	<2岁	<7厘米/年
1~2岁	10厘米/年	2~6岁	<5厘米/年
2岁之后至青春期之前	5~7厘米/年	6岁至青春期前	<4~4.5厘米/年
青春期	>7厘米/年	青春期	<6厘米/年

3.如何实现孩子身高的逆袭

长高高：七分天注定，三分靠自律。

身高的增长是一个复杂的动态的过程，受到多种因素的综合影响。遗传因素对身高的影响最大，人体身高的70%~80%是由遗传所决定的，遗传因素是影响身高的内因，决定了身高增长的潜力。这种潜力是否能够很好地发挥，与母亲孕期情况，孩子的营养、生活环境（运动、睡眠、心理）以及有无其他疾病密切相关。

遗传因素无法改变，母亲十月怀胎的过程也无法再重来一遍。留给家长的机会就只能是通过改善生活环境和营养这些外因来促进孩子充分发挥生长潜能，具体建议为：

充足优质睡眠：促进人体长高的生长激素在睡眠中的分泌量是清醒状态下的3倍，充足优质的睡眠有利于身高增长。不同年龄段所需的睡眠时长不同，新生儿需要14～20小时的睡眠，1～6岁儿童需要11～14小时的睡眠，7～10岁时需要10小时的睡眠，青春期需要9～10小时的睡眠。一天中的21：00～1：00、5：00～7：00是生长激素分泌的高峰时段，而且只有在深度睡眠状态，生长激素才能大量分泌。人们入睡后半小时到1小时才能进入深度睡眠。建议孩子们在20：30前入睡，最晚不能晚于21：30。家长要以身作则，在家庭中养成早睡的习惯；要为孩子提供一个安静、舒适、无光的睡眠环境；对于睡眠质量不好的孩子，避免睡前吃得太饱或者剧烈运动。

合理户外运动：运动对身体的各个系统都有积极的作用，能够刺激垂体分泌更多的生长激素，户外活动可促进维生素D3生成。对于运动量，建议中、高强度的运动，每天累计不少于60分钟，每周≥3天。有助于身高增长的运动有：弹跳类运动，比如跳绳；以及全身性的运动，如跑步、游泳，打篮球、排球、羽毛球等。

均衡营养，清淡饮食：总的来讲，在食物选择上要做到不偏食、不挑食、粗细搭配、荤素搭配，蛋白质不低于每日摄入热量总量的20%，动物蛋白占摄入蛋白量的1/3至1/2。13～18岁，每日的蛋白质摄入量在80克左右。少吃或不吃甜食、饮料等不健康食品。养成良好的饮食习惯，帮助孩子建立饥饱规律。

保持身心愉悦：儿童心理能否健康发展对其生长发育的作用是不可忽视的，和谐、快乐的家庭氛围，健康的心理对孩子体格的生长发育也是很重要的。

特别提醒：要特别关注这些孩子，必要时就医。

营养状况差，非常瘦；

生长速率突然减慢，身高的百分位数水平下降超过2条主要的百分位线；

出生时的身长太短或体重太轻，比如足月儿体重<2.5千克、身长<48厘米；

父母或家族中存在矮身材者，如成年女性身高<150厘米，成年男性身高<160厘米；

伴有其他系统的慢性疾病者；

有特殊面容或体型者。

关于发育

1.如何识别乳房发育
胸变大，别羞羞。

无论是男孩还是女孩，如果出现以乳头为中心的乳房局部隆起，或在乳晕下方触摸到硬块，常常会有触痛，但没有乳头的渗液、乳晕的色素沉着以及周围皮肤的红肿，那就可以确定是乳房发育了。

按照乳房发育的进程，可分为5期，作为其发育成熟度的评估。Ⅰ期（B1），未发育状态，乳房平坦。Ⅴ期（B5）乳房完

成发育，如成人状。Ⅱ—Ⅳ期是发育过程中
的各个阶段。

　　绝大多数情况下，乳房发育是雌激素作
用的结果。不同孩子的乳房组织对雌激素的
敏感性不同。总的来讲，女孩的乳房比男孩
更敏感，肥胖孩子的乳房比瘦孩子更敏感。
因此，乳房发育所代表的意义是不同的。

　　体内雌激素水平间断升高导致的乳房发
育会呈现阶段性的特点，乳房外观增大与回
缩交替出现，常在B2期和B1期之间波动。
雌激素持续升高时，导致乳房发育并不断进
展，呈现出B1—B5期的连续变化。前者在单
纯性乳房发育阶段可见，而后者则是青春发
育过程中的乳房改变。

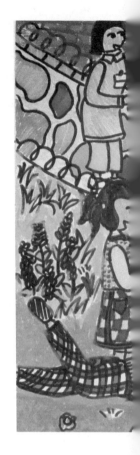

　　一般来讲，女孩正常青春期发育最早出
现的征象就是乳房发育。有3/4的男孩在青
春期早期也同样会有乳房发育，但一般限于
乳晕下方可触及腺体结节，有时可以达到B3
期，多数半年内会自行消退。但也有少数的男孩乳房发育得有如
成熟女性，且难于消退。

　　2.如何判断孩子的青春期发育是否正常

　　成长有序，男女有差别。

　　女孩青春期发育最早的征象就是乳房发育。可以同时发育，
或者一侧先开始，数月后另一侧也发育，极少数是在1年后。
乳房发育至初潮呈现，通常需要经历2～3年。在B2—B3期的时

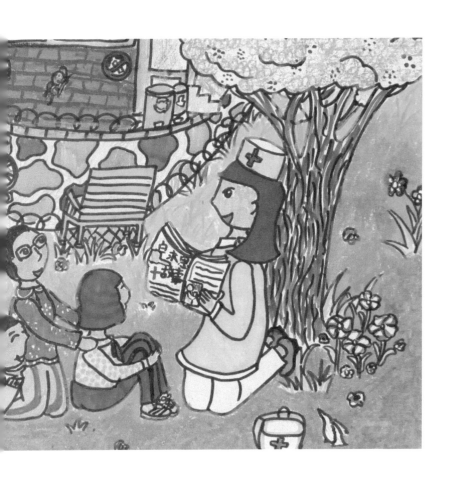

候，开始显现出生长的加速。大多数在B4期前后时出现身高猛长，阴毛大多在此期出现。

男孩青春期发育最早的征象是睾丸增大，继之为阴囊变松、着色，阴茎增长，继之增粗以及阴毛呈现。男孩的青春期成熟度亦被分为5期，通过使用睾丸Prader模具来测量睾丸容积，并以此进行男孩发育的分期。Ⅰ期（G1），睾丸容积＜3毫升，青春前期状。Ⅴ期（G5）睾丸容积达25毫升，基本发育完成如成人状，Ⅱ—Ⅳ期则是发育过程中的各个阶段。变声通常发生在G3期，但变异较大，故常不能作为发育时间分期的标记。首次遗精通常发生在青春发育启动后3～4年。

女孩在8岁之后出现的乳房发育都属于正常青春期发育的表现，乳房发育的平均年龄在9～10岁。

男孩正常青春期发育启动的年龄，最早是9岁，平均年龄是12岁左右。

3.什么是性早熟？青春期发育提前影响身高吗

青春期的生长是人体生长的第二次飞跃。青春期所获得的身高决定了最终成年身高的15%～18%。青春期的生长不同于青春前期，并不是每年以相对恒定的速度增长，而是呈加速—减速—渐进至近乎停滞的状态—停止生长的模式。

女孩的身高加速一般在乳房发育后半年至1年内（B2—B3期）发生，男孩的身高突增一般出现在外生殖器发育3期（G3）。

从青春期发育开始加速至生长停止，女孩身高平均增长25厘米左右，男孩身高平均增长28厘米左右。

性早熟是指女孩在8岁之前出现第二性征（乳房发育、阴毛发育等）或10岁之前月经初潮，男孩在9岁之前出现第二性征（长出阴毛、变声、出现喉结、阴茎增大等）。按照性发育中枢是否启动可将性早熟分为中枢性性早熟（真性性早熟／完全性性早熟）、外周性性早熟（假性性早熟）和不完全性性早熟三大类。中枢性性早熟的患儿性发育中枢已经完全启动，而不完全性性早熟则是性发育中枢的部分启动。

青春期发育提前出现时，身体的变化与正常青春期发育时一样，唯一的区别就是这些提前了些。在这个过程中出现身高增长提前加速、骨骺提前闭合，所以部分早发育的儿童会导致成人后的终身高低于其遗传身高。一般性早熟发生的越早和越快，对身高的影响就越大。

特别提醒：以下情况需要及时来医院就诊。

(1) 女孩过早地乳房发育伴月经。

(2) 皮肤上有较大的牛奶咖啡斑的孩子出现乳房早发育。

(3) 乳晕颜色加深。

(4) 乳房进行性增大的速度很快。

(5) 女孩出现多毛、阴蒂增大等男性化表现。

(6) 男孩出现任何性早熟表现。

(7) 患先天性甲状腺功能减退症的孩子出现乳房早发育。

(8) 患先天性肾上腺皮质增生症的孩子出现乳房早发育。

(内分泌科：李豫川　巩纯秀)

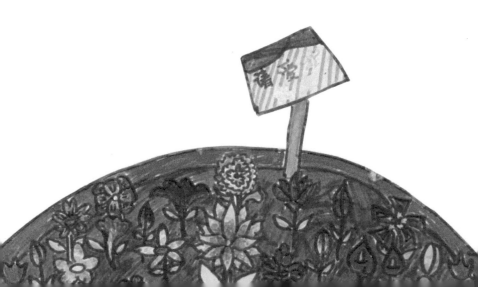

春季照顾娃，
听听中医话

"春三月，此为发陈，天地俱生，万物以荣。"

——《黄帝内经·素问》

转眼又到了万物复苏的春季，同时也是孩子生长发育最快的一个季节，如何让孩子在一年之初有一个好的开始呢？如何运用中医知识提高孩子的抵抗力，平安度过这个特殊的春天呢？

天地人，三因制宜保健康

1.因人制宜

火宝宝、冰宝宝、胖宝宝、郁宝宝，你家是哪种宝宝？

中医讲求个体差异，每个孩子的体质不同，调理的方法也是因人而异，不同体质的孩子，调理方法大相径庭。在中医门诊，孩子常见的问题各有不同。

火宝宝：这些孩子表现为食量大、爱积食，小便黄，大便干，性子急，怕热，睡觉爱把手脚放在外面或踢被子，喜欢光脚，晨起有口气，容易出现咽炎、扁桃体炎、口腔溃疡、牙龈炎、中耳炎等头面部的炎症或疖肿，也就是咱们常说的"食积""食火"的表现。

冰宝宝：这些孩子怕冷，脸色偏白或黄，欠光泽，一吃凉的东西或者瓜果容易肚子不舒服甚至腹泻，属于脾胃虚寒的表现。

胖宝宝：有些胖一点儿的孩子，喜欢吃肉食、面食，肌肉松软，多汗易感，体力不佳，嗓子容易有痰，大便黏或不成形，舌苔白厚，属于痰湿偏盛的表现。

郁宝宝：这些孩子容易紧张焦虑，心思较重，缺乏安全感，睡觉不踏实、多梦，缺乏朝气和活力，属于肝郁气滞的表现。

通过日常生活的表现，家长可以大致判断自己的孩子属于哪种体质，或哪几种情况兼而有之，从而区别对待。

2.因时制宜

春生夏长秋收冬藏，衣食住行顺应天道自然。

春天是阳气向上向外疏发的季节，人体顺应自然规律，养生的重点是顾护阳气。如何调整好衣食住行，让孩子的身体顺应天时呢？这里给大家几点建议：

衣：春季气温忽冷忽热，反复无常，而且多风，要注意孩子衣物的增减。在这里可以借鉴《小儿病源方论》中提出的"养子法"，即"要背暖、肚暖、足暖、脾胃暖"等。春季初期早晚温差较大，增减衣物要根据实际情况逐渐进行，不能"卒减其衣，否则令中风寒"。虽然有"春捂秋冻"之说，但当气温升高时，孩子如果穿得过多过厚，就易出汗，腠理疏松，更易受风着凉。

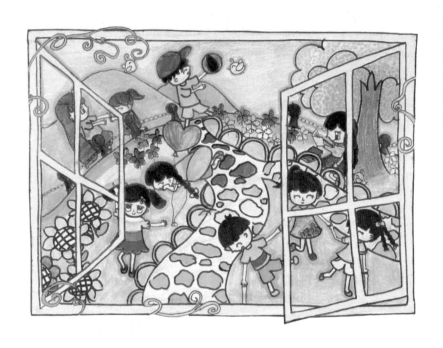

食：春夏养阳，春季儿童饮食要以"扶阳健脾"为原则。

吃什么？小孩子的脾胃功能尚未发育健全，不要给孩子吃太多生冷食物，年纪小的宝宝不宜食用冷饮，避免大量进食水果；爱上火的孩子要避免辛温燥烈之品，例如烧烤、含香辣调料较多的菜品；对于痰湿偏盛的孩子，避免过食肥甘厚腻，所谓"鱼生火，肉生痰"，过量食用可能会损伤脾胃；对于嗓子爱发炎、大便干的孩子，建议多食一些富含粗纤维的食品，如粗粮、菜叶、菜梗等协助排便，"肺与大肠相表里"，清大肠之火的同时清肺火。

怎么吃？饮食结构要均衡，谷物为主，再加上优质蛋白以及时令的蔬菜瓜果等。

吃多少？"要想小儿安，三分饥与寒"，家长要控制孩子的进食量，避免过饱，出现"积食""食火"的问题。

何时吃？进餐时间要规律，甜食和零食与正餐时间间隔开，控制好分寸。

住：疫情当前，孩子宅在家里，每天要保证适当的运动，舒筋活络，气血通畅，振奋阳气，改善孩子呼吸、消化功能，从而提高抵抗力，久视、久坐、久立、久行都不利于健康。

行：要适当运动，同时注意不宜过量，大汗淋漓会耗伤阳气。运动后出汗要及时处理，避免汗出受风、受凉。运动的时间以早上或上午为佳，也就是一天之中阳气旺盛的时段。

"春养肝，夏养心，秋养肺，冬养肾。"中医认为，春季是养肝的大好时节。肝脏负责调节人的情绪，孩子大多活泼好动，每天憋在家里，活动区域变小，活动形式单一，加之孩子也对疫情带来的一系列变化不太适应，所以会出现情绪低落，烦躁易怒、恐惧、焦虑等不良情绪，从而影响身心健康。"精神内守，病安从来？"良好的情绪状态，也是保证健康、减少疾病发生的必备条件。

遇到敏感、爱操心的孩子，家长们该怎么办呢？实际上，父母是孩子最好的老师。在这个特殊时期，父母保持健康积极的心态，遇事不慌，明辨是非，不人云亦云，才是给孩子最好的礼物。建立良好的亲子关系和家庭氛围，注意孩子的情绪波动，耐心倾听孩子的诉说，多爱抚，多包容。另外，作息规律，劳逸结合，开展亲子活动，减少对手机、电视的依赖，避免过度思虑，精力耗散。

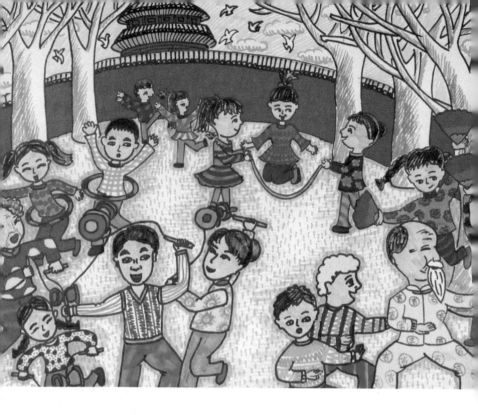

3.因地制宜

南橘北枳，物犹如此，何况是咱家宝贝呢！

家长要重视地域差异，地域、气候和生活环境的不同，在一定程度上影响着人体的生理活动和脏腑功能，进而影响体质。

同一种疾病，因患儿所处的地域不同，中医的辨证、方药也随之不同，体现了中医的特色。对于新冠肺炎疫情防控也是如此，对于中成药、网上流传的经验方，家长要根据孩子的地域差别，从自己实际情况出发，慎重对待，不能生搬硬套，咨询专业的中医儿科大夫才是王道。

内服外治，制订个体化方案

1.锦囊一：内服小药方，吃着吃着就好啦

介绍几个简单的内服小药方供家长参考。还是那句话，宝宝的调理要结合孩子体质，多种因素综合考虑。

火宝宝：可以试试菊花3~6克、芦根10克、生山楂10克，放在一起代茶饮。

冰宝宝：食疗以山药（铁棍山药最佳，口感较面；口感脆脆的那种不适合药用）、生姜（也可配合红糖熬水喝）等为主，配合艾灸、按摩等方法，温补脾土。

胖宝宝：陈皮、薏米、茯苓适量（每味6~9克），代茶饮即可。如若饮食积滞，可每日取焦山楂、焦神曲、焦麦芽各10~15克，代茶饮，建议饮3天，同时配合饮食和运动管理，也就是通常说的"管住嘴、迈开腿"。

郁宝宝：需配合心理调节，也可尝试适当运动或音乐疗法，必要时寻求专业的心理疏导。饮食建议以清淡为主。

2.锦囊二：外治小方法，在家就能用中医

"脾为后天之本，气血生化之源"，脾胃不和，气血失调，影响孩子的抵抗力。家长可以选择简单易行、方便居家操作的推拿、艾灸等方法，通过刺激穴位，健脾养胃，调理气血，从而扶助正气。

摩腹：用掌面摩小儿腹部3~5分钟。摩腹具有健脾和胃，理气消食的作用。

按揉足三里：足三里位于膝眼下3寸（相当于小儿四个手指

的宽度），胫骨外旁开1寸（相当于小儿中指的宽度）。按揉足三里具有健胃和胃、通络导滞的作用，一般可按揉50～100次。

捏脊：捏脊具有调阴阳、理气血、和脏腑、通经络、强健身体的作用，是小儿保健推拿常用的手法。

艾灸：适用于脾胃虚寒的孩子，穴位：足三里、中脘、神阙、脾俞。家长们操作时注意安全第一，要密切观察孩子的反应，时间也不宜过长。

需要注意的是，如果孩子体质属于稍复杂的情况，或孩子存在慢性基础性疾病，请带患儿及时就诊，中医专家会给孩子提供更精准的个体化方案。

（中医科：胡艳　黄静　尤圣杰　何强）

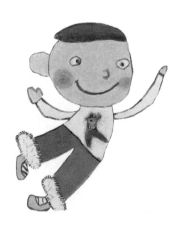

特殊时期，
如何守护孩子的心

面对突如其来的疫情，焦虑和恐慌也在蔓延。孩子作为一个特殊群体，其身心更容易受到侵扰和影响，尤其在对孩子意义非凡的春节和寒假期间。研究表明，积极的信念、平和的心态将能提升人体的免疫力，即使被感染，也不至于发病或者症状轻微，自动获得免疫。这种来自于内在的生命力，才是最好的防护。

所以在这个我们难以左右的特殊时期，做好孩子的心理防护，就是给孩子一份特别的爱。

大人先别慌，正常作息很重要

我们经常说，"父母情绪稳定是给孩子最好的礼物"。此时此刻，父母或家人的情绪稳定，对孩子而言，更是最好的礼物。孩子常常通过父母的情绪和行为来观察和体验这个世界。父母情绪稳定是一种内在和外在的影响力，会让孩子有安全感。

维持正常的生活作息，保持生活的稳定性。虽然"疫情"是一个应激事件，但一定不要让孩子感到"危机重重"。千万不要手忙脚乱，自乱阵脚。让孩子生活作息维持规律，保持生活的稳定性，是孩子心理稳定的重要因素。

跟孩子讲疫情，避免信息轰炸

对于年龄小一些的孩子，在分享有关信息或回答孩子关于疫情的疑问时，一定要用符合孩子年龄的通俗的话讲给孩子听。我们可以轻描淡写一些，一定要多传递正能量，让孩子有信心。对于大一些的孩子，一定要引导孩子合理看待信息，分清良莠，不要过度关注疫情相关报道，不要轻信疫情相关小道资讯，避免陷

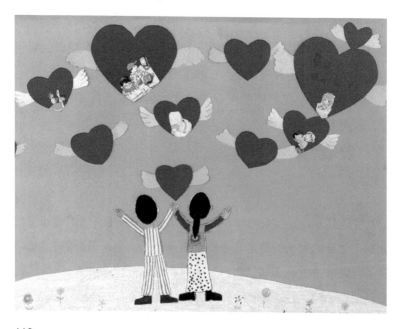

入视讯信息轰炸中。让孩子永远心存希望，永远相信黑暗不会长久，光明总会再临。

宅在家里的时期，可做的事情还很多

由于疫情的不期而至，可能打乱了孩子盼望许久的寒假计划，外出旅游取消了，跟着大人走亲访友也可能变少了，甚至外出的机会都大大减少了，多数时间只能宅在家里。这时候孩子的小心脏可能拔凉拔凉的。所以父母一定要给孩子充足的积极关注，用心帮孩子将寒假过出彩儿来，如与孩子一起玩游戏、学习做手工；全家一起练习瑜伽；一起读一本书或绘本，然后讨论故事情节；一起做饭，每个人负责不同的环节等。让孩子在困难中看到人与人之间的风雨同舟、守望相助的爱的存在，让孩子永远心怀感恩。让孩子将来能有超越父辈的心理承受能力，从而应对他人生中可能出现的任何困难与挫折。

教孩子学会管理情绪

情绪管理不是简单地压抑、控制自己的情绪，而是要在正确理解情绪、体察接纳自身真实情绪的基础上，掌握调适不良情绪的有效方法与技巧，让自己成为情绪的主人。管理情绪最重要的一步，就是能识别出自己的各种情绪，给每一个情绪准确地贴上标签。孩子能识别出的情绪越多，他就越是能清晰地表达出来；而准确地表达自己的情绪，就是处理情绪的开端。能表达，他才能沟通，才能想办法。有时，只需表达出来，情绪就解决了。

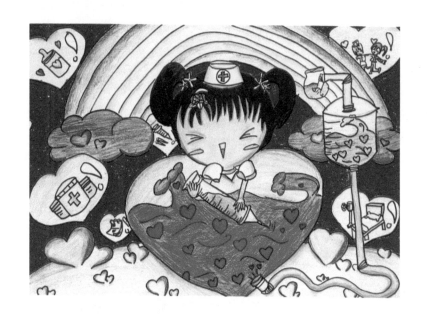

当孩子出现下列情况时，需要寻求专业帮助

如果孩子出现如下情况，且影响了孩子正常的生活时，需要寻求专业的帮助。

（1）0~5岁孩子：吸手指头；害怕黑暗或动物，畏惧夜晚，黏住父母；大小便失禁，尿床，便秘；说话困难（如口吃）；食欲减退或增加。

（2）易怒，郁郁寡欢；睡眠失调，噩梦连连；沉默寡言；行为失控；兴趣减退或丧失；食欲减退等。

（精神科：崔永华）

疫情当前，
给您的心理防护
建议

疫情当前，全国上下齐心协力投入到这场特殊的战役中，医护人员则始终战斗在最前线。在此过程中，心理受影响是难免的。如何给自己和家人做好心理防护，积极做好心理调适，维持良好的心理状态？以下四条建议供您参考。

心情好，身体就好

"身—心"是一个整体，相互影响。研究表明，积极的信念及平和的心态将能提升人体的免疫力，即使被感染，也不至于发病或者症状轻微，容易自动获得免疫，这种来自于内在的生命力才是最好的防护。面对当前严重的疫情，通过稳定情绪，调整心态，可以增强身体免疫力，有利于预防和治疗疾病。

了解并接纳自己的反应

大多数人面对突如其来的疫情，可能会产生心理学所说的"应激反应"，常见的反应有：

（1）情绪：焦虑、恐惧、抑郁、愤怒、失望、抱怨、委屈等，情绪的起伏也会比平时强烈。担心被感染，担心家人，害怕家人担心自己。

（2）认知：自我价值感降低，认知歪曲，脑力迟钝、茫然，注意力不能集中，记忆力减退，想象力下降，犹豫不决等。

（3）行为：不敢出门、盲目消毒、反复洗涤，退化与依赖，敌对与攻击，无助与自怜，物质滥用（如酗酒）等。

（4）生理：可能会出现失眠、疲乏、食欲性欲的减退、头晕头胀、胃胀、腹泻或便秘、月经不调等。

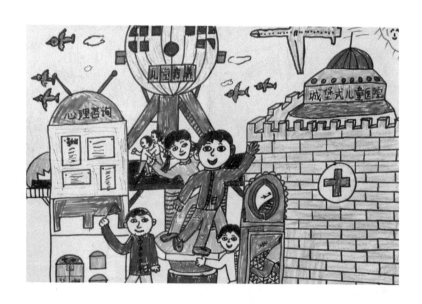

以上所有的反应均会使我们感到痛苦和难受，但我们一定要了解这些感受都是我们对压力的正常反应。

我们每个人在这样的时候都会或多或少地出现这些反应。无论您感到多么恐慌、多么不安，都是自然的、可以理解的，并且这些都会随着时间的推移而慢慢消退。它们并不说明我们的脑子或身体出了问题，也不是个人太脆弱或意志力不够坚定。不要因为这些不舒适的感受而过于害怕和不接纳，从而导致紧张情绪的恶性循环。要学会与这些症状和平共处，更不要强求自己没有情绪反应、完全不紧张。

处理负性情绪的"心理处方"

人类的心理有很强大的"自愈能力"，下面几招可以帮我们更快地"自我修复"。

1.生活规律，保持生活的稳定性

尽量保持跟平时一样的生活规律，睡眠、进食、运动、娱乐、家务都不能缺少。千万不要手忙脚乱，自乱阵脚。让生活作息维持规律，保持生活的稳定性，是心理稳定的重要因素。

2.写下来

每天抽出一点点时间，把自己的心情"捋一捋"，把自己不好的情绪写下来：心情有多不好，因为什么不好，不好到什么程度……写得越详细越好。不用讲究文采和章法，只要如实描述记录即可。可以用笔写，也可用手机或电脑写。在心理学上，"写下来"相当于完成了两个最重要的情绪管理过程：识别自己的情绪和倾诉，也可称之为"心情日记"或"自我对话"。

3.寻找一些适合自己的放松方式

想想你现在或曾经有哪些兴趣爱好，那么就花一些时间去做这些可以让自己平静和愉悦的事情。比如听喜爱的音乐，看喜欢的影视剧，和心爱的人聊天，适度做室内运动，或专注于自己认为有意义的事情等。

4.保持社会联系，亲友相互支持

面对疫情带来的风险，密切的家庭联系和社会支持是"安全感"的重要来源。每天保持至少一次和亲友之间的联系，了解自己的朋友此时正在做什么，正在想什么，当发现大家也有相似的感受之后，就会感到释然很多。对于弱势人群，如儿童和老年人，尽力给予更多鼓励和生活上的照顾。随着防控时间的延长，彼此的支持能够让我们更持久地应对困境。

5.呼吸调节和认知调节

当我们感到紧张焦虑时，呼吸会变得浅而急促。如果我们能有意识地调整自己的呼吸节奏，让呼吸变得深长缓慢，可以在一定程度上帮助身体和情绪恢复平静。尝试把注意力放在呼吸上，每天做几次深长的腹式呼吸，有助于我们降低压力、改善情绪、提升注意力。

焦虑情绪往往与我们的消极想法有关。疫情之下，生存本能让我们不由自主地出现很多灾难化的担忧和联想。此时我们可以问问自己：这个想法符合现实吗？如果不符合，符合现实的想法是什么？支持和反对这个想法的证据是什么？还有其他的可能吗？如果符合现实，这些想法对我有什么影响？是帮助我解决问题还是让我变得更加害怕？如果我的朋友和我现在的处境是一样，我会和他说什么？

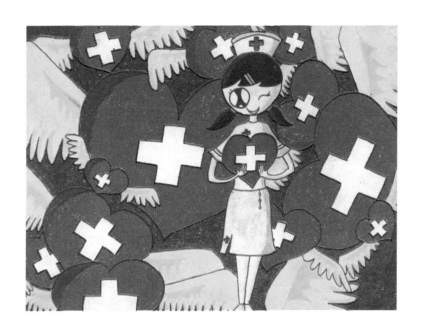

监测"心理电量"，必要时寻求专业帮助

"心理电量"监测就是定期（可以每2～3天）评估一下自己的心理状况，每次大约需要3分钟时间。

如果你的心理状况已经影响到自己的正常生活、学习或工作，或持续失眠时，不要拒绝寻求专业的帮助。

自我心理状况评估工具

【指导语】

下面有20道题目，结合自己近30天内的情况进行自评。如果在过去的30天内，经常出现这个情况就选"是"，不是经常出现这种情况就选"否"。

1	您是否经常头痛?	是	否
2	您是否食欲差?	是	否
3	您是否睡眠差?	是	否
4	您是否容易受惊吓?	是	否
5	您是否手抖?	是	否
6	您是否感觉不安、紧张或担忧?	是	否
7	您是否消化不良?	是	否
8	您是否思维不清晰?	是	否
9	您是否感觉不快乐?	是	否
10	您是否比原来哭得多?	是	否
11	您是否发现很难从日常活动中得到乐趣?	是	否
12	您是否发现自己很难做决定?	是	否
13	日常工作是否令您感到痛苦?	是	否
14	您在生活中是否不能起到应起的作用?	是	否
15	您是否丧失了对事物的兴趣?	是	否
16	您是否感到自己是个无价值的人?	是	否
17	您头脑中是否出现过结束自己生命的想法?	是	否
18	您是否什么时候都感到累?	是	否
19	您是否感到胃部不适?	是	否
20	您是否容易疲劳?	是	否

合计

【评分标准】

"是"记1分,"否"记0分。所有条目得分相加得到总分,总分超过7分,提示需要引起关注。

（精神科：崔永华）

附录1：
儿童健康防护知识
权威发布

作为国家儿童医学中心，北京儿童医院分别受邀参加国务院联防联控机制新闻发布会、国家卫生健康委新闻发布会和北京市新闻发布会（北京发布会科普内容很少，且属重复内容，未详细列入），权威发布儿童健康防护知识。以下内容为北京儿童医院急诊科主任、主任医师王荃在发布会上介绍儿童的相关防护健康知识。

———

北京儿童医院王荃参加国家卫生健康委新型冠状病毒
感染肺炎疫情防控工作发布会相关问答的文字实录
（2020年2月1日）

经济日报社记者：疫情发生以来，很多专家建议我们尽量减少外出，对于很多幼小的孩子来说，他们在家里待不住，他们能不能进行适当的户外活动？比如社区里的滑梯等设施可不可以接触？另外，孩子怎么正确佩戴口罩？请专家介绍一下。谢谢。

王荃：新型冠状病毒流行期间，我们反复和大家说，要减少外出，尤其是要减少去人口密集的场所和不通风的空间，对于孩子尤其是如此。如果孩子要外出，我们建议一定要去空旷、通风、人少的空间活动。如果我们要带孩子去这些场所玩，请家长一定要做到有效的看护，我们要看住孩子，因为我们知道孩子的手愿意到处去摸、去碰，一旦碰了之后喜欢在自己的眼睛、嘴或者是脸上去摸，甚至有一些小宝宝还愿意用自己的嘴舔一些东西。碰到这种情况一是要看住，二是要及时制止。带小宝宝外出时，可以带一些含有酒精类的一次性手消液给宝宝进行消毒，回家以后一定要及时更换衣物，注意手卫生。

关于儿童佩戴口罩，其实儿童佩戴口罩和摘取口罩的方式和成人是一致的。我想提醒各位家长的是，因为儿童的脸型相对比较小，尤其是低龄的儿童，所以我们格外强调，家长一定要买适合孩子的儿童专用一次性口罩，不要用大人的口罩代替，因为这样实现不了好的防控作用。

我们经常听到家长告诉我们，在给孩子佩戴口罩时会遇到这样那样的困难，孩子不愿意戴口罩。其实，孩子不愿意戴口罩的原因有很多，有时候觉得戴着比较憋闷，喘不过气来，不舒服，甚至有的孩子就是觉得戴口罩害怕、不好看，口罩的带子勒了耳朵，不喜欢。在这种情况下，对于大一点儿的孩子，我们可以通过讲故事或者是讲道理的方法，直接告诉孩子，为什么现阶段我们要戴口罩，如果不戴口罩可能会出现什么样的问题。而且作为父母来说，一定要以身作则，孩子要戴口罩，您自己也要把口罩戴好。

对于一些低龄的孩子，我们可以采取一些办法，比如做游戏，讲故事，做一些相互的角色扮演，让孩子给玩具戴口罩，和孩子一起对着镜子戴口罩，反复多做几次，其实绝大多数孩子都是能够接受的。我们为什么说要选择适合孩子的儿童口罩，除了大小适合保护孩子以外，其实绝大多数的儿童口罩都会有一些图案、不同的颜色和花纹，会让孩子减少抗拒心理和不喜欢的状态，所以我们可以戴这样的口罩。

当然，的确会有一部分孩子无论怎样做，可能他都戴不了口罩，另外1岁以下的孩子是不太适合戴口罩的。所以在这种情况下，我们唯一能做的就是做好家长的防护，我们间接保护我们的孩子。另外还是减少孩子的外出，做好居家的消毒清洁安全等工作。

北京广播电视台记者：我们知道冬天本身就是儿童流行性感冒的高发季，像北京儿童医院等医院门诊量也会增多。如果现在孩子出现咳嗽发热，我们怎么区分是流行性感冒、普通感冒还是新型冠状病毒感染的肺炎？

王荃：第一，我们大家都知道，其实感冒是冬季常见病，但对于这三者来说，首先致病源是不一样的。因为流行性感冒其实不是一个普通的感冒，是呼吸道传染病，是由于流感病毒所导致的，包括甲型流感病毒和乙型流感病毒，当前咱们国家把流行性感冒定为丙类传染病。对于普通感冒，其实是全年四季都可以发生的疾病，并不是一个传染病，而是常见的疾病，主要是由常见的呼吸道病毒感染所造成的。新型冠状病毒感染的肺炎是一种传染病，而且是有明确的流行病学史的，目前国家确定为乙类传染病，按照甲类传染病管理。

第二，这三种疾病的发病时间是不一致的。感冒全年均发，没有明显的季节性。流感虽然也是全年都可以发病，但是高发季节主要是冬春季。新型冠状病毒感染的肺炎是在2019年底冬季新近发病的疾病。

第三，三者的症状不一样。感冒大家都得过，通常会有鼻塞、流鼻涕、打喷嚏的症状，可能会有发热，但是这种发热一般是低中度发热，时间也就是1～3天，基本3～5天就可以自愈。感冒很少会有全身肌肉疼痛或者乏力的全身症状。流感有非常明显的发热，而且常常是高热，这种热程相对比较长，一般是3～5天，一周左右才能自愈。流感最主要的是常常伴有全身症状，包括全身肌肉疼痛、乏力、头痛的情况。至于新型冠状病毒感染的肺炎，因为现在的儿童病例数量有限，目前已经确诊的病例主要症状包括发热、咳嗽、乏力，可以有呕吐、腹痛、腹泻等症状。新型冠状病毒感染的肺炎，我们的临床诊断，就是疑似病例非常依靠流行病学史。所以我在这儿呼吁一下，各位家长在带孩子去就诊时，请您一定要如实提供病史，因为只有您如实提供病史了，大夫才能更快更准确地为您的孩子进行正确的诊断。

第四，三者的严重程度和易感人群不一样。感冒全年龄段的人群都易感，因为没有并发症，所以严重程度也非常低，很少见到严重的并发症，几乎没有什么致死病例。对于流感来说，虽然是全人群易感，但是有一些危重症流感是有高危人群的，比如小于5岁的儿童，尤其是小于2岁的儿童，超过65岁的老年人，肥胖的人，孕妇，有免疫抑制的病人，还有一些有慢性基础病的病人，这些都是属于流感的高危人群。而且流感可以引起全身各个系统的并发症，可以致死，致死的主要原因就是这些严重的并发症。至于新型冠状病毒感染，也是人群普遍易感，目前看，婴幼儿和儿童也是可以发病的，但是老年人和有慢性基础病的病人更为严重，也可以致死。

健康报记者：我追问一下王医生，除了小朋友戴适当的口罩，去空旷的场地活动，还应该重点注意哪些内容呢？

王荃：我想先用我自己写的一点东西和大家分享一下，因为发生了新型冠状病毒感染以后，大家都特别重视防护，我自己也在教育自己的孩子和我的家人，所以我为他们写了一个特别简单的顺口溜，稍微有点儿长，我想和大家分享一下：

要警惕，莫恐慌，勤洗手，戴口罩，

别乱摸，多通风，不扎堆，少闲逛，

多锻炼，重营养，不舒服，早发现，

若接触，还发热，发热门诊去就诊。

对医生，不隐瞒，放轻松，遵医嘱，

你我他，齐防护，好心情，才能赢。

另外，想和大家交流一下我们应该怎么保护孩子的问题，尤其是低龄的孩子。因为对于相对大一点儿的孩子，保护手段和成人的保护手段差不多，真正为难各位家长的主要是低龄的孩子，尤其是小的婴幼儿，因为我们刚刚说过了，1岁以下的孩子不适合戴口罩，年龄比较小的孩子又戴不住口罩，我们该怎么办？其实对这一类的孩子，主要是以被动防护为主。所谓的被动防护就是靠父母、家人、看护人的防护来间接保护孩子，所以我们要求看护人第一要戴好口罩，第二不要对着孩子打喷嚏、呼气，这种行为都不要做。咳嗽和打喷嚏时，别忘了用纸巾捂住您的口鼻。如果来不及用纸巾捂住口鼻，就用手臂捂住口鼻，然后再去清洗手臂。另外，捂住口鼻的纸巾别忘了丢弃，还有勤洗手。

对于宝宝，给宝宝的衣着应该是适中的，不要觉得是冬季就使劲去捂他，还有的家长想锻炼孩子的耐冷能力就穿得少，孩子的穿着应该适中，既不要捂热也不能着凉。

再就是要讲用餐的习惯。第一，我们不跟孩子共用餐具；第二是给孩子喂食，不要用嘴吹食物，也不要用嘴尝试食物再喂给孩子，甚至有的人可能会用嘴咀嚼完食物再喂给孩子，这些行为都不可取，一定不要做。孩子的物品、玩具和餐具一定不要忘了定期消毒。

如果可以的话，一定要尽量地减少孩子出门，尤其是公共场所和密闭的空间，我们一定要减少他去。还有就是外出时尽量不乘坐公共交通工具，和其他人保持一定的距离，至少在1米以上。

和孩子玩耍和抱孩子之前一定要保持手卫生，要洗手。回家时应该先洗手，然后把外面穿的衣物换掉，再次洗手以后再抱孩子。还有一个小地方要提醒家长，大家常常会忽略自己的手机和钥匙，而且经常会把自己的手机和钥匙给孩子玩，别忘了您的手机和钥匙都应该进行清洁消毒，可以用含酒精的消毒剂擦拭一下，或者用酒精棉片擦拭清洁一下这些物品。

家里也要做到定期的通风，我们要求家里一般每天要定期通风2～3次，每次20～30分钟。但是通风时一定把孩子移出通风的房间，别让孩子着凉，可以一间房间、一间房间地做好通风。

如果家长有呼吸道的感染，包括您感冒了，或者有一些别的症状等，一定别忘了戴口罩，要做好适当的居家隔离。

成都商报红星新闻记者：两个问题，第一，当孩子发热时，是应该去普通医院就诊还是去新型冠状病毒肺炎的定点医院进行就诊？第二，一些孩子本身是患有慢性疾病的，另外一些孩子也需要去社区医院接种疫苗，在目前的防控形势下，他们是应该延期还是正常就诊或接种？

王荃：在当前新型冠状病毒感染流行期间，如果发热前14天内有武汉地区或其他有本地病例持续传播地区的旅行史或者居住史，或者是发病前14天内曾接触过来自武汉或其他有本地病例持续传播地区的发热，或者是有呼吸道症状的患者，或者是有聚集性发病和与新型冠状病毒感染者接触的流行病学的关联史时，您的孩子出现发热了，孩子也和我说的这几大类人接触过，这时候您要去医院的发热门诊就诊，如果确诊，转往定点医院进行专科救治。如果没有明确的上述流行病学史，孩子出现发热以后可以前往儿童医院正常就诊。但是要提醒各位家长的是，您要关注各地的发热门诊和定点医院的分布，带孩子就诊时，除了要加强个人防护以外，一定要如实向医生提供病史，千万不要隐瞒，因为这样才能让孩子得到更快更准确的诊治。

关于疫苗接种和慢性病复诊问题，在当前的情况下，关于疫苗接种和慢性病复诊去还是不去，这都是家长感觉很矛盾也很困扰的事情。一方面因为新型冠状病毒的流行，不想带孩子到人员密集的地方；另一方面又怕延迟接种或者延迟就诊可能会影响孩子的病情。对于疫苗接种，我们建议家长一定要关注当地儿童预防接种门诊的工作动态，和预防接种门诊医生去沟通孩子的具体情况，我们建议单独预约，分散接种。其实大家都知道，在疫苗接种的问题上，如果没有特殊情况，应该是按时接种，这是最佳状况。但是的确有可能会因为这样那样的特殊情况导致接种的延迟，您只要及时补种就没有问题。我还想跟家长说的是，我们有一些会需要连续接种的疫苗，其实短时间的、暂时的中断并不会导致之前接种的疫苗都白种了，我们只需要在条件允许的情况下尽早补种中断的这一剂就可以了。但是也要提醒大家，有一些疫苗是不能延迟接种的，比如狂犬病疫苗，如果被咬伤了，要求当天一定要去接种狂犬病疫苗的，是不能延迟接种的。还要提醒大家，因为现在是冬季，是呼吸道疾病的高发季节，除了新型冠状病毒感染以外，其实还有其他的呼吸道传染病，包括流感、麻疹这些疾病，如果孩子因为某些特殊情况不能及时接种疫苗，请减少孩子的外出，加强防护，避免孩子被感染。

关于慢性病的孩子什么时候复诊的问题，想提醒大家的是，如果孩子有慢性病，您一定不要擅自决定不去复诊，是否复诊的前提一定是基于主治医生对孩子病情判断的基础。现在的资讯方式是很发达的，如果您可以通过线上和主治医生进行交流沟通，主治医生也能够通过线上对孩子的疾病进行监测评估，对孩子的治疗情况进行判断，同时保证治疗的延续性和有效性，这种情况下，可以减少去医院复诊的次数。甚至也可以在主治医生的指导下，就近去完成一些必须要做的检查项目，然后通过线上传递给主治医生，让主治医生指导下一步的治疗。但是如果孩子的病情出现变化，甚至出现恶化，一定要及时就诊。仍然提醒大家，就诊时家长和孩子都要做好防护，一定要全程佩戴口罩，而且不要乱摸。另外，不洁净的手，包括家长和孩子的，一定不要触摸眼、口、鼻。

二

北京儿童医院王荃参加国务院联防联控机制新闻发布会
介绍儿童健康防护的文字实录
（2020年2月22日）

主持人：请北京儿童医院急诊科主任王荃医生介绍儿童的健康知识。

王荃：下面我将就疫情防控期间大家关心的一些儿童健康防护问题做出解答。

第一个问题，孩子不舒服能不能去医院，会不会有感染的风险？

在疫情防控期间，孩子生病了，有的家长可能会因为害怕孩子去医院出现交叉感染，所以不愿意去。首先想提醒大家的是，儿童不是"小大人"，尤其是低龄儿童，往往会在很短的时间内出现明显的病情变化，如果一味地在家生扛，讳疾忌医，可能会耽误病情，甚至导致不良后果。

那么，在什么情况下应该带孩子去医院呢？孩子最常见的症状是发热，因此3个月以下的孩子只要出现发热就应该去就诊。无论什么年龄的孩子，只要发热超过3天，也应该及时就诊。

另外，由于各种原因导致孩子出现急性肢体活动障碍、意识改变或者是外伤导致明显的出血，这些情况都应该及时就诊。有一个简单的判断方法，就是看孩子这次生病是不是出现跟以往明显不同的症状和体征，如果有，就要及时去就诊。尤其是当孩子出现了精神反应弱，频繁呕吐，大便次数明显增加或者是脓血便，吃奶减少甚至拒奶，尿量减少，发热伴新发皮疹，或者出现了持续固定部位的腹痛或包块，烦躁、哭闹而且不易安抚，喘憋、呻吟，出现呼吸增快，甚至出现了呼吸困难，面色变差、意识障碍、抽搐等。如果您的孩子出现以上症状，都要及时去就诊。

如果是非急症，可以提前预约，错峰就诊。就诊期间，要做好自己和孩子的个人防护，全程戴好口罩，不要乱摸。回家以后，脱去外套和鞋子，认真清洗双手、洗脸。

第二个问题，孩子整天在家，要注意哪些安全问题呢？

现阶段，孩子在家的时间明显增多，所以一定要关注孩子的居家安全。家里的药物、消毒剂一定要妥善管理，不要用饮料瓶装消毒剂。千万不要小看孩子开瓶的能力，最安全的方法不是把瓶盖拧紧，而是要把不安全的东西放在孩子拿不到的地方，实现在搁置物品的时候是"高而远"的状态。另外，要做好家庭的安全教育，要明确告知孩子不能随意尝试这些物品。家长可以告诉孩子，爸爸妈妈给的东西才能吃，让孩子能够知道什么东西可以吃，什么东西不能去尝试。

孩子在家还可能发生坠落伤，包括坠床，从桌子、凳子上掉下来，甚至发生坠楼。所以请家长一定要做好孩子的看护，在窗户下面、阳台，不要堆放可以攀爬的物品。

烧烫伤也是儿童居家常见伤害，不要让孩子单独进入厨房、浴室，让孩子远离热源。在微波炉里取东西的时候，一定确保孩子不在周围。餐桌上尽量不放没有被固定好的桌布，以免被孩子拽下来。如果给小宝宝洗澡，一定要先放冷水再放热水。

家长在居家的时候要对孩子实现有效看护。所谓的有效看护，尤其是对婴幼儿而言，一定要做到伸手可及、不间断、不分心，不要把小宝宝交给未成年人看护。

最后还想提醒大家，现阶段还是不能放松警惕，要继续加强个人防护，减少外出。如果要外出，请全程做好自己和孩子的个人防护。居家生活应该张弛有度，应该保证孩子保持一个正常、规律的作息和生活习惯，在学习的同时也要加强锻炼，合理膳食，保证睡眠，重视心理健康，让我们和孩子共同平稳地度过这个特殊时期，共同成长。

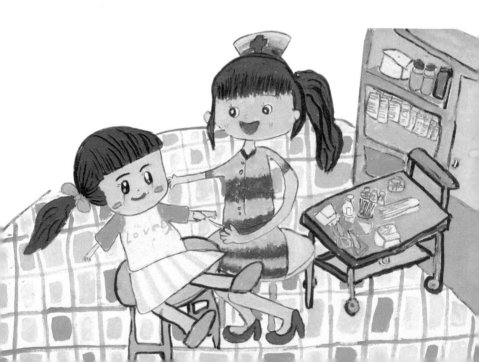

附录2：
气道梗阻急救法

　　5岁以下尤其3岁以下儿童是呼吸道异物的高发群体，80%以上的异物都是坚果类，另外还有硬糖、果冻、大块或者带核的水果等。这是由于婴幼儿牙齿发育不全，咀嚼能力差，不能将食物完全嚼碎，吞咽功能和咽喉保护性反射发育不完善，加之不良的饮食习惯（如吃东西时逗笑、玩耍等），使得未嚼烂的食物容易呛入呼吸道，发生呼吸道梗阻。另外，食道异物也有可能导致呼吸道梗阻。一旦发生气道梗阻，家长们应该怎么办呢？

　　首先，我们要区分呼吸道梗阻是完全性的，还是部分性的，因为如果发生了完全梗阻，就必须立刻现场急救，部分梗阻则可以送往医院请医务人员帮助取出。

　　一般当气道异物较小时，进入气道后形成不完全梗阻，孩子常常会出现剧烈呛咳，伴或不伴呼吸困难。此时，应立即前往医院，要明确告知医生孩子有呛咳和可疑异物吸入的病史。如不能及时取出可能导致反复发作的肺炎。

什么是完全梗阻呢？完全梗阻指气道或食道异物完全堵住或压住呼吸道，使得孩子无法通气。此时，孩子表情痛苦、不能发声（或哭不出声音）、无效咳嗽（即有咳嗽动作但是没有咳嗽声），然后出现极度呼吸困难、面色青紫、烦躁不安，如果不能及时处理，孩子将很快出现意识丧失、心跳停止甚至死亡。一旦发生这种情况，家长应迅速让周围人拨打急救电话，同时立刻采取以下方法急救（实施前提是孩子的神志清楚）。

婴儿（1岁以下）完全气道梗阻处理法：背部叩击—胸部按压法

第一步：施救者取坐位，将孩子脸朝下骑跨在施救者的一侧前臂上，并将该前臂放置于同侧向前伸出的大腿上，使婴儿处于头低臀高位，同时用手支撑婴儿头部使其气道开放，另一手的掌根部用力拍击婴儿的背侧双肩胛骨之间5次。

第二步：用双手前臂夹紧孩子，将其换到另一侧前臂上（转换过程中注意支撑孩子的头部），使孩子脸朝上，并置于该侧伸出的大腿上，使其呈头低臀高位，用另一手的食指和中指按压胸骨中段5次。

第三步：查看异物是否排出或在口腔中，如果口腔中可见异物则小心取出，如果孩子发出声音，也提示异物已排出。该系列动作可反复进行，直到异物排出或孩子出现意识障碍。

如孩子太大，施救者可将孩子俯卧横放于大腿上，注意支撑并固定头部且其位置低于躯干。

其间若听到孩子咳嗽、哭或发出其他声音，提示气道完全梗阻的情况被解除，可尽快前往医院就诊。

1岁以上儿童：海姆立克法（腹部冲击法）

海姆立克法可以被简单地形容为"石头、剪刀、布"法。施救者站在或跪在孩子身后，两手臂自被救者腋下环抱其躯干。施救者一手握成拳（石头），放在孩子肚脐上两横指处（剪刀），另一手包裹住该拳（布），快速有力地向孩子的上腹部后上方做推压动作，以帮助异物排出。推压过程中不要碰到剑突或肋骨。每一次推压都要干脆、有力、明显，持续推压至异物排出或病人

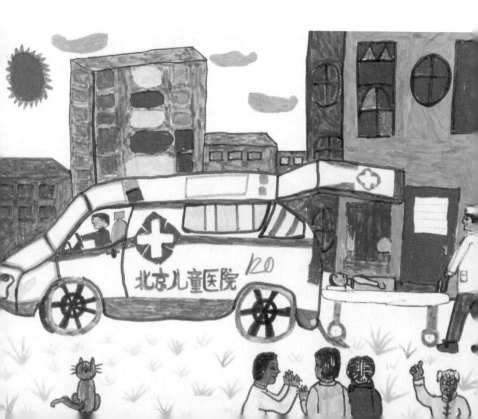

意识不清而停止。

无论是采用上述哪种方法，只要发现孩子出现意识障碍，都要尽快开始心肺复苏。

医生更想说的是：虽然每个家长都应该掌握必要的急救方法，但是预防伤害的发生更为重要。

（1）请不要给3岁以下孩子吃带壳食物或整粒坚果，如瓜子、花生、开心果、核桃、豆类等，也不要进食果冻或大块的苹果、梨、桃子以及整粒的桂圆或荔枝等，这些都有噎住并发生窒息的风险；如果一定要给3岁以下的孩子进食坚果，请将其打成泥或磨成粉后，再给孩子食用。即便是3岁以上的孩子，在最初食用上述食物时，家长也应在一旁观察并教孩子养成细嚼慢咽的习惯，以防呛噎。

（2）养成良好的进食习惯，吃饭时要专心，不要逗玩或打骂孩子，不要在孩子笑或哭闹的时候投喂食物，这样做非常容易发生误吸而引起气道梗阻。

（3）不要让未成年人给家里的小宝宝喂食。

（4）不要给低龄儿童玩有小零件或容易拆卸的玩具或其他物品，如纽扣电池、笔帽、小橡皮等。

（5）加强安全教育，明确告诉孩子不能把东西往鼻孔里塞，不能吃的东西不能含在嘴里。

（急诊科：王荃）

附录3：
六步洗手法

　　家长一定要以身作则并教会孩子咳嗽礼仪（咳嗽时用胳膊肘捂住口鼻），并且规范洗手，使用标准的"六步洗手法"做好手部卫生。附"六步洗手法"图，可利用"内外夹弓大立"口诀牢记。

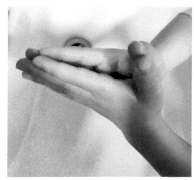

内：掌心相对揉搓

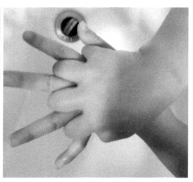

外：手指交叉，掌心对手背摩擦

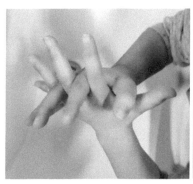

夹：手指交叉，掌心相对揉搓

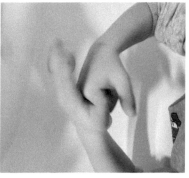

弓：弯曲手指关节在掌心揉搓

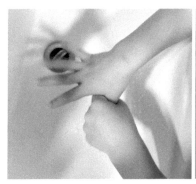

大：拇指在掌心揉搓

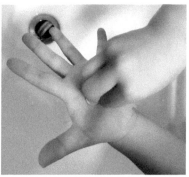

立：指尖在掌心中揉搓